知的生きかた文庫

人は、こんなことで死んでしまうのか！

上野正彦

三笠書房

はじめに

首つり自殺の検死に出向いたときのことである。ヒモを切り、宙づりの遺体を下ろし横たえると、首の付け根、つまり顎《あご》の真下に沿ってヒモが深く食い込んでいた。独り暮らしのこの老人は、三年前に喉頭がんの手術を受け、頸部《けいぶ》の気管はそっくり摘出されていたので、鼻や口から息を吸うのではなく、首の下方の前頸部中央下端に一円玉ぐらいの人工呼吸孔が作られ、その孔《あな》で息をしていた。

したがって首つりのヒモは、人工呼吸孔より上にあったから、気道は閉塞されてはいない。息をしようと思えば、ヒモよりも下にある人工呼吸孔でできるのである。しかし、老人は死んでいる。

首つり自殺だとばかり思っていた立ち会いの刑事さんたちは、そのことに気づくと驚きと不安の入り混じった声で、

「殺人事件ですか？」

と私の顔を見上げた。この状況下では、殺してから首つり自殺に偽装した、と思うのも無理はない。

「大丈夫ですよ。心配ありません」

とりあえずそう言って、私は立会官の不安を打ち消した。

側頸部を通る動静脈は、ヒモにかかった体重によって強く圧迫されるため、一瞬のうちに脳の血流は停止して急死する。また同時に頸動脈洞や迷走神経なども圧迫されて、神経性の心停止・呼吸停止が起こって急死するとも考えられている。

このような定型的縊死《いし》（宙づり状態で、体重が一〇〇％ヒモにかかった宙づり）は、同時に気管も閉塞するが、そのために呼吸ができなくなって窒息死するのではない。その前に神経性の心停止、あるいは脳の血液循環停止などが先行しているのである。

立ち会いの刑事さんたちは、事件性がないことに、まず安堵した。そして、「この事例は後輩の教育にも役立たせたい。今日はいい勉強になりました」と感謝され、検死は終了した。

ある著名人の訃報記事で、呼吸不全のため死亡とあったが、長いこと肺がんで闘病中であったとも書かれていた。このような場合、死因は「肺がん」なのである。呼吸不全は不要かつ間違った表現である。

なぜならば、がんで死のうが、首つりで死のうが、青酸カリで自殺をしようが、死ぬ人はみな脳が麻痺し、肺麻痺（呼吸不全）、心臓麻痺（心不全）が起こっている。この三大重要臓器の永久的機能停止を「死」というのである。

しかし、どのような死に方をしても、脳、肺、心臓の麻痺を死因として扱わないというのが医学的原則である。

それでは死因は何かというと、この三つの臓器の麻痺を起こさせた疾病や原因が死因なのである。

心臓を刃物で一突きに刺されて死亡した人を心臓麻痺といえば、病死のように思われてしまう。やはり、「心臓刺創による失血死」と表現しなければならない。

死亡診断書の書き方は大学で習っている。常識で考えてもわかるはずだが、おかしな死亡診断書は後を絶たない。

私は監察医在職三〇年間に、二万体もの検死・解剖を行ない、警察官とともに事件の解明を行なってきた。

二万通の死体検案書（生きている人を治療しながら死を看取った場合は死亡診断書、亡くなった人を検死した場合は死体検案書という）を発行した医師はほかにはいないと思う。

その体験は貴重であった。改めて命の尊さを知らされ、いかに生きるべきかを考えさせられた。

本書は、死のメカニズムに焦点を合わせて書いたので、これまでとは違った視点で、さらなる理解と興味を持って読んでいただければ幸いである。

上野正彦

第一章　日常にひそむ死の危険

第二章 生と死の境界線

第三章

意外な死の真相

第四章 死の医学

本文DTP／株式会社SunFuerza
本文イラスト／化猫マサミ

第一章 日常にひそむ死の危険

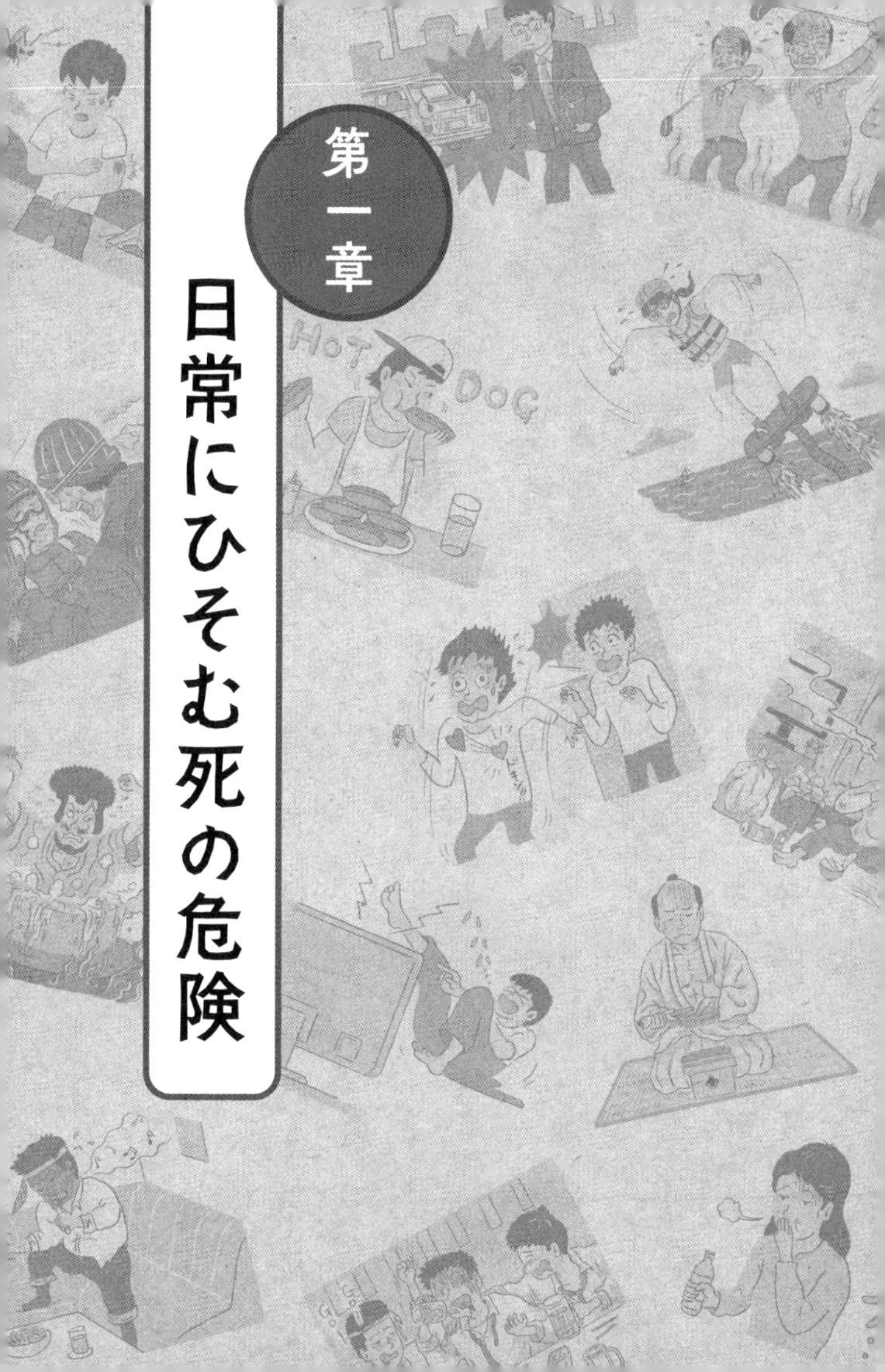

ゲップを我慢して死ぬ

——胃が膨らんで心臓を圧迫する

以前、冷たい炭酸飲料を一気飲みし、ゲップを出さないように我慢していた少年が死んだことがあった。直接の死因は心不全と報道されていたが、ゲップを我慢するというのはそんなに危険なことなのだろうか？

そもそもゲップとは、ご飯を食べるときに、大量の空気を同時に吸い込んだために起きる現象だ。胃袋に溜まった空気が外へ出ようとしているのだから、我慢する必要はない。出たがっているものは出してやればいい。

逆に出さないということは、胃の中が膨らんだままでいるわけだから、そのぶん近くにある心臓が圧迫されていることになる。当然のことながら、心臓の状態が良くない人にはかなりの悪影響を及ぼすことになる。

先の死んだ少年も、心臓にどこか異常があったのではないだろうか？　ただでさ

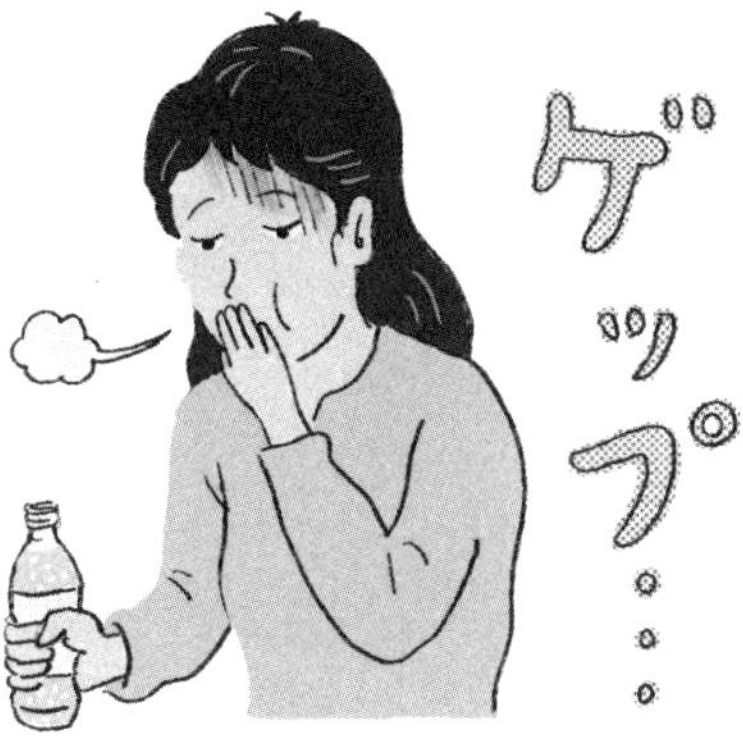

え、胃から喉まではストレートになっているので、普通ならゲップは我慢できずに出てしまうもの。しかも、ふつうの空気ではなく、炭酸ガスから発生したものが充満しているわけだから、それを我慢するということは胃の膨らみで、心臓への圧迫は相当なものになっている。異常を抱えているときに、それだけの負担がかかれば、心臓の具合が悪くなるのも当然といえよう。

だから少年は、表面的にはゲップを我慢したために死んだように思えるが、あくまでもそれはきっかけにしか過ぎなかったのである。

医学的に説明すると、膨らんだ胃袋の上

に乗っていた心臓が、圧迫されることで正常に動けなくなり、窮屈な感じで動くようになってしまった。それが結果として心臓の発作を誘発したと考えられる。

人前で出すゲップは行儀が悪いかもしれないが、出そうになったらこっそりとでも出しておいたほうがいい。命には替えられない。

ちなみに、食べ過ぎでお腹がパンパンに膨らむことがあるが、これもゲップ同様に心臓に負担をかけることになるので気をつけておこう。

菓子の小さなかけらで死ぬ
——喉にものが詰まると意識を失う

ずいぶん昔のことだが、こんな報道があったことをご存じだろうか。

二〇〇二年一月、アメリカのブッシュ大統領がクッキーの一種であるプレッツェルという菓子を喉に詰まらせ、倒れた拍子に顔面を強打して怪我をしたという事故があった。これが一般家庭に起きた出来事ならば、日常的な小さな事故として他人に知られることはなかったであろう。しかし、世界のトップに立つ人物だけに、そんなことでも世界中にニュースとして流れたのである。

当時の日本のマスコミは、海の向こうの話なので詳しい状況がわからずにいた。そのため、幸いにも大統領が大事に至ったわけではないので、ただ単に「喉に詰まった状況だった」としか報じなかったのである。ところが、これは一歩間違えると世界中を揺るがす重大事故になっていたかもしれないのだ。

おそらくみなさんの多くは、プレッツェルを喉に詰まらせた大統領が、あわててつんのめったときに顔面を強打したと思っているのではないだろうか? 新聞やテレビでもそのように報道されていたので、疑う人は誰もいなかったかもしれない。法医学者でさえ、「口いっぱい食べて丸まったのが喉に詰まった」と解説していたくらいだから。

しかし、私の考えは違う。米粒くらいの大きさのかけらが一個喉の奥に入り、そこで神経性ショックを起こして一時的に呼吸停止と心停止が起き、意識を失って倒れたのではないかと考える。

なぜならば、喉に詰まらせて、あわててつんのめったのなら、どんなにもがき苦しんでいても本人に意識があるので、倒れたときに、顔や体をかばって床に手をつくはずだ。

しかし、大統領の傷は左頬を擦過《さっか》したものであった。つまり、傷の状態を見てわかるように、意識を失ったがためにかばい手を使うことができず、左頬をフロアにダイレクトに擦過した……と見るのが妥当ではないだろうか。

意識をなくした人が頬を叩かれると意識を取り戻すように、大統領も一瞬気を失ったもののフロアに顔をぶつけたときの衝撃で目を覚ましたのであろう。そして、そのときにプレッツェルのかけらが喉の中から吐き出されて助かったのではないだろうか。

しかし、ここで問題なのは、当時の状況や事故の真相ではなく、人は米粒大のかけら一つが喉に詰まったくらいで瞬間的に意識を失うものなのかどうかということだ。喉に菓子のかけらが詰まってしまうことは誰にでもあり得る話だが、それで気を失った人など滅多にお目にかかれない。ところが、まれにブッシュ大統領のような状況になってしまうことがある。それが神経性ショックというものだ。

大きいものが喉に詰まれば危険だということは誰もが理解しているが、小さなものでも命を落とすことがあるという事実もわかっていただきたい。

たまたま大統領の一件は命に別状がなかったため、真剣に真実の究明がなされなかった。しかし、本当は命にかかわる重大な事故になっていたかもしれない。

健康のための階段上りで死ぬ
——少しでも不調を感じたら無理しない

ふだんから、ビルや駅などでエレベーターやエスカレーターを使わないで、階段を使う人がいる。「健康のために」というのが主な理由だろう。だが、そういう人が階段を上っている最中に突然死することがある。

また、健康維持のために毎朝欠かさずジョギングをしていた人が、走っている最中に突然死するという話もよく聞く。それでは、運動をすることは、かえって良くないということなのか？

そうではない。倒れた人はもともと心臓が悪かったのである。自分でも気づかない小さな異常がどこかにあったはずだ。

たとえば、そんな人が健康診断で心電図をとったとする。検査の前に運動も何もせずに、じっとおとなしくしていたのなら、異常があったとしても、心電図にはその異常を示す結果は出てこない。

しかし、階段を少し上り下りさせて検査をすると、心電図にははっきりと異常が現れるのである。

ところが、たいていの人は安静状態のまま検査を受けているので、何かあっても気づかない。医者にも「なんともない」と言われ安心してしまう。そんな〝気づかない異常〟を抱えた人が自分は健康だと思い、あるいは健康増進のためにと運動をすると、ちょっとした拍子で突然死してしまうことがあるのだ。

当然、そういう人がマラソンのようなハードなスポーツをやれば、その最中に死んでしまうだろうし、あるいは性交中に腹上死する危険性もある。注意すべきはスポーツだけではないのだ。

だから、本当に心臓の状態を調べたいと思ったら、多少体を疲労させて心電図をとるほうが正確にわかる。これを心臓負荷試験という。

ふだん発作を起こすことのない人も、心臓に負荷をかけてから健康診断をすれば、ときには悪いデータが出てくる。ひどいときは、それを受けているうちに死んでしまうという人もまれにいる。そういう人が、階段を上っている最中に突然死してしまう可能性を持っているのである。

本当に健康な人、つまり心臓にも異常のない人は、階段の上り下りをすることで、体を鍛えることができるし、健康も維持できる。しかし、少しでも自分でおかしいと感じたならば、あるいは少しでも異常の見つかった人は無理しないほうがいい。電車への駆け込みなどもってのほかだ。

胃痛なのに心筋梗塞で死ぬ

——心臓の病がほかの部位に影響する

胃袋と心臓は神経を通じてつながっている。そのため、胃袋の具合が悪いと心臓にも影響を及ぼし、逆に心臓が悪いと胃袋にも影響を及ぼす。そのため、次のような症例が多くある。

健康だった人がいるとしよう。その人は、ふだんから食欲も旺盛で胃の調子も良かった。しかし、食べ過ぎ飲み過ぎでもなく、食あたりするようなものを食べたわけでもないのに、ある日突然、胃がむかついてきた。

そこで医者へ行って診察を受けるわけだが、「ただ胃の調子が悪いからだろう」と安易に胃散の薬を処方されただけで終わる。

ところが、薬を飲み続けた二〜三日後に突然、その人は死んでしまう。この場合、死因のほとんどは心筋梗塞《しんきんこうそく》だ。

つまり最初に胃の具合が悪かったのは、本当は心臓の発作が胃に放散していたのである。いわゆる心筋梗塞の警戒警報みたいなもので、心臓の具合の悪さが胃のほうに症状が出ることがある。

症状が現れるのは、胃袋だけとは限らない。左肩だけが、酷使しているわけでもないのに異常に凝っている場合は、左側にある心臓の影響かもしれない。背中の左側が痛いというのも心臓の発作を警戒する必要がある。

これを放散痛《ほうさんつう》という。本来の心臓の痛みがいろいろな箇所に放散し、関係のない所で具合の悪さが現れるのである。

本当は医者がよく診なければいけないことであるが、放散痛というのは体のどこで、どういうかたちとなって現れるのかわからないので、自分自身でもしっかりと注意しておきたい。

胃が痛いからといって、必ずしも胃が悪いわけではないのだ。とくに心臓の悪い人は警戒が必要だ。

鼻血で死ぬ

――失神して二次的な被害が生じる

子どもの頃から誰もが一度は体験している鼻血。それだけに危険性を感じている人は少ないかもしれない。しかし、それがときには死を招くこともあれば、死につながる大病への警告となることもある。

血友病の人の場合は、血液の凝固能力が失われているために鼻血が止まらなくなり、大量出血で死んでしまうということがたまにある。

また、普通の人でも鼻血が大量に出ると貧血を起こす。そのために駅のプラットホームから落ちたり、階段を転げ落ちたりして頭を強打するなどの事故に遭う可能性がある。そして、鼻血を出したまま気絶してしまい、そのまま放置されることで死の危険にさらされることもある。

というのも鼻の奥から出血した場合、水平状態で寝ていると、その血が喉に行ってしまうからだ。気管に入ってしまうと、かなり危ない。そうならないためには、少し首を持ち上げるような感じで寝かせておけば大丈夫だ。

また、直接命にかかわるような出血でなくても、鼻血が頻繁に出る人は高血圧や動脈硬化症、あるいは白血病の兆候とも考えられるので、あまり軽く考えないほうがいい。

鼻血を止める方法としては、脱脂綿を詰めるほかに、広がった血管を収縮させるために、眉間の下にある鼻の付け根を氷水などで冷やすという方法もある。首の後ろを軽く叩く人がいるが、これは鼻の奥の傷口をかえって刺激することになるのでやめておいたほうがいい。

痰が詰まって死ぬ

——お年寄りの痰詰まりは危ない

痰というのは粘膜の炎症によりできた老廃物である。ばい菌と体が戦って、そのときに出た分泌物などが痰となって出てくるのである。少量であれば二、三時間かけて出てくるのだが、お年寄りはそうもいかない。

とくに一人でいるときに痰がからむと危ない。呼吸が止まって、そのまま死んでしまうこともあり得る。

だからこういう事例は、とくにお年寄りには注意が必要である。若い人のように体力があれば、すぐに自力で出すことはできるが、体力のないお年寄りは吸引器を使わないと無理だ。気管支の奥で詰まっているから、水を飲んでも無駄である。

気管の粘膜に生えている繊毛という毛が、常に上に向かってなびいているのだが、それに痰がうまく乗ることができれば、苦しみながらも吐き出すことはできるだろう。問題は体力だ。どうしても年をとると、肺活量も弱まってくるので、吐き出すだけの体力がない。しかも、若い人に比べて溜まっている量も多い。

しかし、気管は一〜二センチの太さがあるので、完全に埋まってしまうことはまれだ。多少苦しくても呼吸はできるし、呼吸しているうちに自然に痰は吐き出される。

だからといって、そのまま放っておくと粘液が多く集まってきて気道が狭くなり苦しくなる。若い人は病院に行ってまで取る必要はないかもしれないが、それでもどうしても出てこない場合は、医者に頼ったほうがいいだろう。

パンの早食いで死ぬ
——スポンジ系の食べ物はゆっくりと

大食いや早食いのコンテストがあるが、種類によっては危険を伴うものもある。実際、パンの早食いを競うというテレビ番組の収録で少年が死んでしまい、放映が中止になったという出来事があった。給食のパンを早食いしようとして、児童が死んでしまう事例も後を絶たない。

わんこ蕎麦のようにツルツルと喉の奥に入っていくものならまだしも、パンはそうもいかずに喉に詰まってしまうのだ。いわゆる窒息死である。

パンだけではなく、ケーキやカステラなどのスポンジ系の食べ物を早食いすることは危険だ。これらのものは滑りにくいうえに、唾液を吸収してしまうから詰まりやすいのである。

普通なら口の中に入れたものは、喉を通って、食道の粘膜の上を滑りながら落ちていくのだが、スポンジ系のものが気管と食道の境目に詰まってしまうと、唾液をはじめとした水分をそこでどんどん吸収してしまい、まったく滑らなくなってしまう。そのため気管に蓋《ふた》をするようなかたちになり、詰まって呼吸ができなくなってしまうのである。

ショートケーキなどはクリームがついているので、多少は違うだろう。しかし、早食いは危険が伴うので、やはりゆっくり味わいながら食べるに限る。

ところで、食べ物が喉を通過するときは、気管の入口の蓋（喉頭蓋《こうとうがい》）が閉まり、気管の後方にある食道に食べ物は入っていく。

この蓋の開閉が悪く、気管に食べ物が引っかかりやすい危険な人たちは三つのグループに分けられる。それは、老人（脳軟化症の傾向がある）、幼児（脳機能が未

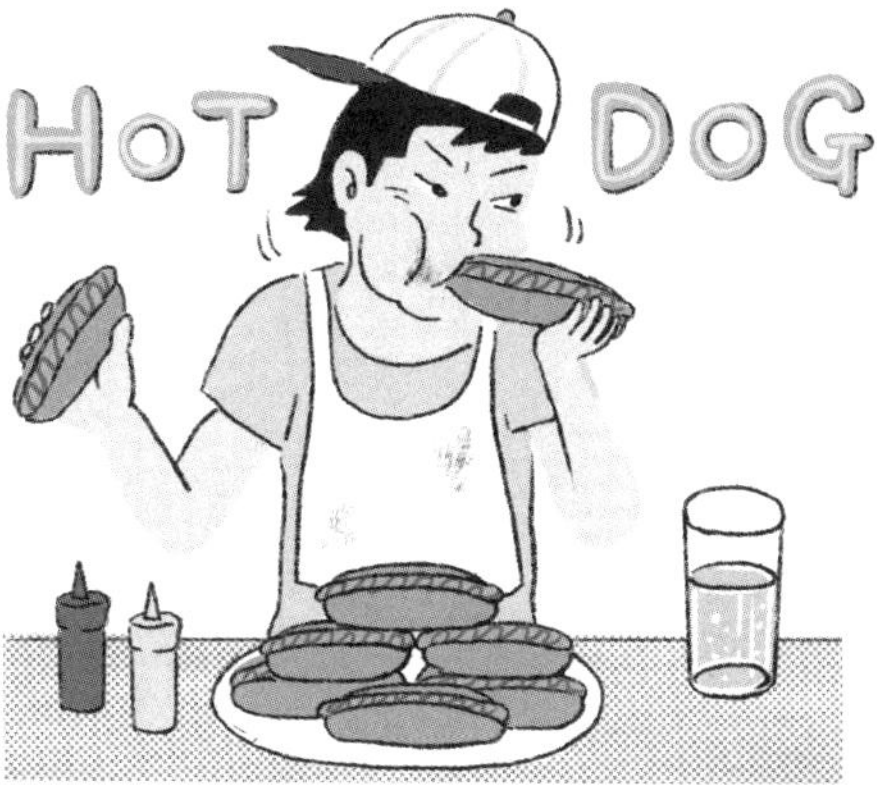

発達である)、酔っ払い(脳機能が麻痺している)である。これらの人たちは、喉頭蓋の開閉がにぶくなっている。だから、餅、刺身、こんにゃく、ピーナッツ、アメ玉など滑りやすいものも危険である。

なお、老人には義歯を喉に詰まらせて死亡するケースもあるから、とくに注意が必要である。

嘔吐で死ぬ

――出し切らずに寝てはいけない

誰もが必ず経験している嘔吐。食中毒によるものから、飲み過ぎ、腹部への殴打、妊娠初期、乗り物酔い、めまいを起こしたとき、気持ち悪いものを見たときなど、人はさまざまな要因で嘔吐する。

しかし、吐瀉物《としゃぶつ》が外に吐き出されるのならいいが、誤って気管のほうに入ってしまうと肺炎を誘発して死に至ることがある。これを誤嚥性《ごえんせい》肺炎という。

なぜ、嘔吐が肺炎につながるのか？　それは食べた物が腐敗し、そこから発生した菌が気管を通って肺に入ってしまうからだ。

飲み過ぎなどによる嘔吐の場合は、まだ意識がある場合が多いので、体力もあるから全部を外に吐き切ることができる。しかし、脳出血や睡眠剤の飲み過ぎなどで、意識不明になった状態での嘔吐は危ない。意識を失って横になったままだと、吐瀉物が外に吐き出されないで気管に入ってしまうからだ。

だから、同じ飲み過ぎでも、倒れながら吐いて、そのまま寝てしまう場合は危ない。そんな人を見かけたら「汚く、だらしない酔っ払い」などと思わず、放置したままにしないで、ぜひ助けてやってほしい。

吐瀉物を飲み込んで肺炎を起こすには、どんなに早くても最低二日はかかる。それほど早く肺炎が起こるわけではない。また、なったとしてもすぐに死ぬようなことはない。いち早く異物を吸引して抗生物質などで炎症を止めれば助けられる。しかし、気管へ入ったことに気がつかず治療をしなければ死ぬ確率は高い。

たかが嘔吐でも、死につながってしまう危険性をしっかり覚えておきたい。

おならが溜まり過ぎて死ぬ
――腸がねじれてしまう可能性も

おならはどうして出るのであろうか？　元の成分は空気だ。人は飲食物を口にするとき、無意識に空気も一緒に飲み込んでいるのである。

胃の中に入った空気は、たいていがゲップとなって口から出るが、一部は腸内に運ばれていく。その中で腸内細菌が食べ物を酵素分解すると、ガスが発生する。それがおならとなって出てくるのである。

ガスの成分は、硫化水素、アンモニア、インドール、スカトール、メルカプタン、揮発性アミンという悪臭のものばかり。そのため、鼻をつまみたくなるような臭いになるのだ。だからといって、このニオイをかがされたくらいで死ぬようなことはない。しかし心配なのは、ゲップとしてもおならとしても排出されず、体内にガスが溜まってしまったときだ。

ガスが溜まることで激しい腹痛を起こしたり、消化活動に悪影響を及ぼしたりすることも考えられ、あるいは腸捻転《ちようねんてん》を引き起こすこともある。よって、おならは我慢せずに出すに越したことはない。また、中年以上になると腸の蠕動《ぜんどう》運動が弱くなり、そのぶんガスが溜まりやすくなるので注意しておきたい。

ところで、おならは爆発するだろうか？　メタンなどが含まれているから、火を近づければ爆発する。しかし、人を爆死させるほどの威力はないから、そこまで心配しなくても大丈夫である。

いきなり冷たい水を飲んで死ぬ
――冷水に飛び込むときも要注意

あまり知られていないが、冷水ショック（＝入水ショック）というのがある。これは、冷たい水を瞬間的に飲み込んで、気管に入ってしまったときに起きる心停止や呼吸停止だ。ほんの少しの量だけでも引き起こされる。

たとえば真冬の寒中水泳で、まだ体が温かいときに水に入って、誤って冷たい水が気管に入ってしまうと、神経は刺激を受けショック状態を引き起こす。

食道に入るぶんには何の問題もないのだが、ふだんそういうものが入ってこないところに、ましてや冷たいものが入ってくると迷走神経を刺激して、ときに心臓が止まってしまうのだ。

体が冷えているところに熱いものが気管に入るという逆のパターンでも、同様のことは起きるだろう。しかし、一般的に多いのは冷たいものが入ったときだ。だが、このように説明しても実証できないのが実情だ。なぜなら解剖しても、ショックの症状というのが具体的に形となって現れてこないからである。神経がダメージを受けたといっても、それが顕微鏡で見えるわけでもない。ただ突然死するから、ショックという言葉を使ってなんとか説明しているだけである。

尻を蹴られて死ぬ
——見た目はただの内出血だが……

昨今問題になっている、体育会系のクラブなどでの体罰、あるいは暴力によるイジメ……。断じて許されないことであるが、やる側にしてみれば、頭部を殴ると傷跡が残って暴力事件として騒がれてしまうし、脳にダメージが残る危険性もある。ならば尻への殴る蹴るなら、ひどい跡が残らないし、脂肪と筋肉だけだから大した後遺症も残らないだろう、そう思って攻撃を加える。ところが、これが死を招くこともあるのだ。

軽く二、三回殴ったり、強い蹴りを一度与えたりしたくらいではなんともない。だが、リンチするかのごとく何十発も殴る蹴るを続けると、広範囲にわたって筋肉内の出血が起こる。

見た目は内出血なので、放っておけばすぐに治ると思うだろうが、あまりにも強度な出血だと、その部位からはミオグロビンという毒素が発生してくる。

ミオグロビンは、体が回復しようとするときに、血液の中に吸収されて腎臓を通る。腎臓は血液の中の水分としての老廃物を濾過《ろか》する場所で、不要なものは尿に混じって排泄されていく。

このときに多量のミオグロビンがあると、濾過装置の尿細管に詰まって、濾過機能が低下し、血液の中の老廃物である尿の成分が出ていかなくなる。そうすると、血液には尿が大量に含まれた状態になってしまう。

これを腎不全からの尿毒症という。今は人工透析にかければ大丈夫だが、昔はこれで亡くなった人がいた。

実例としては、臀部《でんぶ》へのシゴキを受けた学生が、二日目に尿の量が減り、胸の苦しみを訴え出し、三日目に無尿となって吐き気を伴うようになって、血痰を吐き、呼吸困難に。そして六日目には血圧が低下して死亡している。

これは何も臀部に限ったことではない。胸でも背中でも、筋肉が広範囲にわたって出血すれば同じことである。

K-1などで、ローキックを受けた選手の太ももがひどく内出血しているが、あれも危険なことだと思う。

腹への一度の蹴りで死ぬ
——衝撃によるショックがひどいと……

集団暴行されて亡くなってしまう人がいるが、なかには、ひどい暴力を受けたにもかかわらず、重傷にはなっても命だけは助かる人もいる。

ところが一方で、二、三回殴られただけで死ぬ場合もある。生死の境目に、殴る蹴るの回数は関係ないということだ。私がかかわった事件で、こんな症例があった。少年Aと少年Bがケンカをしたときのことだ。少年Aが少年Bに対して下腹部に一度蹴りを入れた。少年Bは前のめりに倒れたが、すぐに起き上がろうとした。そこへ少年Aが再び蹴りを入れて、少年Bは尻もちをつくように仰向けに倒れた。たった二度の蹴りだ。

少年Bはそのまま救急車で病院に運ばれたものの、死亡した……。

解剖して調べてみると、少年Bの下腹部にはリンゴくらいの大きさの内出血があった。また、衝撃による血尿の跡がパンツに残っていて、膀胱も空になっていた。死因は、強烈な打撃を下腹部に受けたことによる神経性ショックだった。最初の蹴り一発がすでに致命傷になっていたと考えられる。果たして、そのくらいで死につながるものなのか？

脳からは迷走神経が出ていて、それは胸やお腹にまで伸びている。そのために強烈な衝撃を受けると、腹部神経叢《しんけいそう》が刺激されて呼吸ができなくなったり、心臓が止まったりして一瞬意識を失ってしまう可能性がある。

この事例では、あまりにも強い蹴りを受けたことで神経が興奮して機能を麻痺させてしまい、呼吸停止もしくは心停止を招いたものと思われる。これが神経性ショックなのである。

ボクシングの試合で強烈なボディブローをみぞおちに受けると、どんなに鍛えた選手でも「うっ」と唸り、呼吸が止まってダウンしてしまう。これと同じで、ましてや体を鍛えていなければ、強いショックを受けて死に至ることもあるのだ。

カラオケで死ぬ

――高血圧と密室の暖房には要注意

カラオケのときに、かなり力んで歌っている人がいる。もともと高血圧の人が、無理して興奮しながら熱唱すると、血圧が上がって血管が切れる可能性はある。しかし、それはまれだろう。そうなる前に気分が悪くなるので歌うのをやめるからだ。

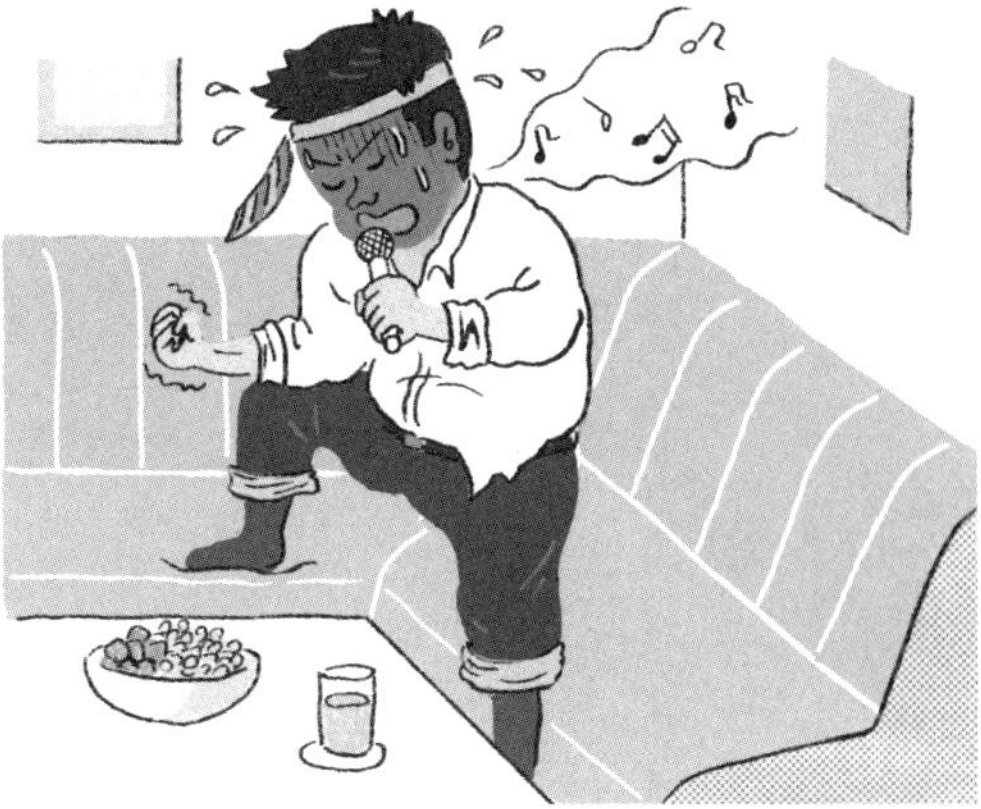

また、歌えなくもなってくる。

それよりも、心配なのは、狭い密閉された部屋で大勢が集まり、石油ストーブなどで暖房をとっていたときだ。酸欠状態から一酸化炭素中毒になってしまう。

一般のカラオケボックスでは、エアコンが完備されていて火気の持ち込みが厳禁されているので大丈夫だろう。しかし、地方などでは、自宅の庭に防音設備付きのカラオケルームをつくっている人もいるらしいので、そういう場所での暖房使用は、血圧が高かろうが平常であろうが、十分気をつけていただきたい。

瓦礫の下から助けられても死ぬ
——一週間後に突然死ぬことがある

四二ページで説明した、尻へのシゴキで死ぬことを「圧挫《あつざ》症候群（クラッシュ・シンドローム）」ともいう。このように呼ばれるときは、地震などで崩れた建物の下敷きになった人に多い。

殴られたり蹴られたりというのは人為的なものだが、地震は自然災害なので受けるダメージはさらに大きい。崩れた建物の下敷きになろうものなら、殴る蹴る以上に大きく重いものが人を襲うことになり、それが足に強く当たって動けない状態になれば、かなりひどい筋肉内出血となる。

その後、その被災者が救出されて病院に収容されても、数千人の死者を出すほどの大地震直後だったりすると、医師もパニック状態になっていて、この症状を見逃してしまうことがある。また、救出が遅れればそれだけ症状が進行してしまう。

実際に阪神淡路大震災では、入院後一週間くらいで亡くなった人がかなりいた。病院側がどのような処置をしたのかはわからないが、おそらく圧挫症候群で筋肉内の出血を起こして死亡したものと思われる。

そうなった場合、本当なら災害事故死になるのだが、一週間治療した後に死亡したために病死の診断書を書かれている可能性がある。

しかし、これは明らかに病死ではない。とはいっても、被災者が一人か二人なら、こういう診断ミスもないのだろうが、大地震のようなパニックに陥っていればしかたないのかもしれない。

よく奇跡の救出劇といって、大地震で崩れた建物の中から人が助け出されるシーンをテレビで見かける。

あきらめかけていた人の命が救われたことに誰もが感動し、助けた人も助けられた人も、それを見ていた人もほっと安堵する。しかし、これで安心していてはいけないということである。

服の中に残った縫い針で死ぬ
――三センチ程度の侵入で心臓に当たる

服の中に残されていた縫い針が、体内に入って死亡するという出来事が実際にあった。

針が刺さった経験をした人は多くいるだろうが、たいていはチクッとした痛みを感じる程度で死ぬなどということはない。しかし、刺さる場所によっては危険である。それは心臓だ。

先の事例による死亡事故は、四・五センチの長い針が、左のわきの下から体内に侵入し、それが心臓にまで達していたのだ。この場合はわき下から刺さったものだったが、じつは正面からまっすぐに刺されば三センチくらいで心臓に当たってしまう。もちろんそれ以上入ってしまえば完全に突き刺さった状態になる。

では、心臓に注射する強心剤は大丈夫なのか、と心配する人もいるだろう。

強心剤は一時的に心臓が停止し、生きるか死ぬかという切羽詰まった状況のときに、細い針で心臓の筋肉内に注射する。しかし、筋肉が厚いから、そのくらいであれば大丈夫だ。薬も効いて心臓はびっくりして動き出す。とはいっても、危険な治療法であることは変わらない。

ほかにも、針が刺さると命にかかわる危ない箇所がある。それは後頭部や頸椎《けいつい》だ。犯罪に利用される恐れがあるので具体的なことはいえないが、とにかく確実に危険な箇所は存在する。針一本といえども侮れない。

針を飲み込んで死ぬ

——胃に刺さって胃液が漏れる

人体を解剖していて、胃の中から変わったものが出てくることがたまにある。そのなかでも意外に多かったのがハンコだ。諸事情で追い詰められて、あわてて書類とともに飲み込んだのであろうか。

紙は噛み砕かれ小腸へ移送されて存在不明であったが、木のハンコだけは溶けずに表面が黒くなっただけで残っていた。

膀胱からギターのナイロンの弦が出てきたこともある。自慰行為を行なうために尿道から入れたのだが、それが取れなくなって膀胱の中でとぐろを巻いて残っていたのである。直接の死因はこれではなかったが、体内に異物が入るということは非常に危険が伴うので要注意である。

一番危険で起こりやすいのは、針の誤飲だ。実際、体内で刺さって死んだ人もいる。喉ではなく、胃や腸に刺さって穴が開くというケースがほとんどだ。胃に刺さると、そこから胃液が漏れ、腸に刺さるとそこから便が漏れて死に至ることがある。

針も昔は鉄分でできていたため、胃酸で酸化されて溶け、細かく折れて排出されることが多かった。しかし、最近のものは錆びないようにステンレスでできているため、胃酸で細かく折れることがない。それゆえに危険が増した。

魚の骨などはカルシウムなので溶けていく。だから心配はないのだが、錆びない鋭利なものはとても危険だ。

扇風機のそよ風で死ぬ
——赤ちゃんは脱水症状を起こす

扇風機の危険性といえば、回っている扇風機に子どもが手をつっこんで、プロペラで怪我をするというのが一般的だ。

ところが、それ以外にも使い方によっては、死を招く凶器になりかねない。とくに小さな赤ちゃんが危なく、涼風を与えてあげようとする親心が「扇風機殺人」なるものを引き起こす。実際にそのような事故がときどき起きている。

生まれて間もない赤ちゃんは、自分で動くことができない。そのため、扇風機の風がストレートに顔に当たると、うまく息を吸えなくなることがあるのだ。

また、脱水症状を起こすこともある。暑いからといって、赤ちゃんを裸に近い状態にして、一晩中、扇風機をかけっぱなしにしていると、体中の水分が奪われて乾燥してしまう。扇風機が首を振っていれば大丈夫だが、一定の向きに固定させたまま風を当てていれば、裸に近い赤ちゃんは脱水で死んでしまう可能性がある。

また、赤ちゃんだけでなく、子どもから大人まで危ないときがある。子どもの場合は、風邪などの病気で体力が弱っているときだ。体温が下がって循環障害を起こし、呼吸困難に陥って死ぬことがある。

大人では、心臓などに心電図ではわからなかった異常を抱えている人が危ない。それ以外にも何か病的な要因となるものを抱えていれば、心臓発作を誘発しかねない。

赤ちゃんでない限り、人は寝返りを打つことができる。だから、扇風機の風だけで死ぬということはないだろう。それでも、アルコールで酔っ払って寝てしまい、裸のまま当たっていれば危険なことに変わりはない。

酔っ払っていなくても、裸で寝ながら使用するのは避けるべきである。もともと人の体は、暑ければ汗をかいて冷やそうとする機能が備わっている。とくに赤ちゃんには、必ず肌着を着せておくことが大事だ。

どんなに健康な人でも、ずっと扇風機の風に当たりっぱなしは良くない。死なないまでも危険は伴うので、首振りだけはさせたほうがいいだろう。一箇所だけが極端に冷やされることのないように。そして、二メートル以上離して微風を送り、一、二時間後に止まるようにタイマーをセットしておけば、扇風機も心地よく使用できる。

破傷風で死ぬ

——小さな傷口から感染する

下水道が完備されていなかった当時は、家のすぐそばに直射日光の当たらない側溝があって、ドブが流れていた。それがときどき詰まるため、家人はスコップですくい上げ、道路脇にヘドロのようになった汚物を積み捨てていた。

そのなかに破傷風菌がひそんでいる。そのため、自分の足に傷ができていることを知らなかったり、破傷風菌の存在を知らない人が足を踏み入れたりしてしまうと破傷風になる危険性が高かった。

最近では、とくに都内などでは側溝に蓋がされており、それが原因で破傷風になる人はほとんどいないようだが、昔は結構あったのである。

しかし、破傷風菌は今でも土の中にひそんでおり、人間の体に小さな傷口を見つけると感染していく。菌は体の中で増殖していき、その神経性の毒素により痙攣《けいれん》発作を起こし、最悪の場合は死亡することもある。

昔は、台風が来て洪水になると、ドブはもちろんのこと肥え溜め式のトイレの汚物も一緒になって水に浸ることがあった。そんなときに破傷風菌に感染してしまい、洪水の後で亡くなる人がいたものである。整備された今も、洪水はたびたび起きているので、気をつける必要がある。

破傷風の怖いところは、菌が日本中のどこの土の中にもいて、自分で気がつかないほどの小さな傷からでも感染してしまうことだ。感染する機会は常にあるので、傷を負ったらすぐにオキシフルで消毒することが必要だ。

オキシフルには酸素が多く含まれており、破傷風菌は嫌気性菌といって空気に触れると死滅する。だから、傷口をきれいにして手当てをすれば大事には至らない。

それを「ツバをつけとけば治る」などと言って放っておくと危険な目に遭う。

今は地域の環境が良くなってきており、予防接種の対象にもなっているので、この種の病気はなくなってきた。しかし、油断はできない。

患者の半数は自分に傷があることを知らずに感染しているという。小さな傷だからといって侮らずにきちんと手当てをし、傷を持ったまま、日陰で汚い土のあるところに行くことのないようにしてほしい。

ハチに刺されて死ぬ
——刺されたことがある人は要注意

「ハチに刺されて死ぬ」というニュースをときどき耳にする。ところが、多くの人は一回刺されただけで死ぬものだと思っている。実は、本当に怖いのは二回目なのである。

人はミツバチに一回刺されたくらいではなんともない。少々具合が悪くなることはあっても、命にかかわるようなことにはならない。ただし、そのときにハチの毒が体内に入ることで、その毒に対する抗体がつくられる。

抗体ができてから、何年か後に再びハチに刺されると、その毒に対して抗体が異常反応を起こす。この非常に強い反応をアナフィラキシーショックという。即時型アレルギーの一つで、数秒あるいは数分で死を招くこともある。

それほど突然に死ななくとも、全身にアレルギー反応が起き、くしゃみ、咳、じんましん、むかつき、動悸などに続いて、不整脈、血圧低下、呼吸困難、意識不明となり、最悪の場合一、二時間後に死ぬ場合もまれにはある。

抗体が起こす異常反応について、もう少しわかりやすく説明してみよう。

一回目にハチに刺されたときを、体内で一〇〇人規模の戦争が起こったものとしよう。

最初は、もともといた防衛隊（抗体）だけで、敵（毒）の駆除に成功したが、そのときに次の戦争に備えて、防衛隊を一〇〇〇人くらいに増強した。そこに、二回目の戦争が起こり、強い敵が侵入してきた。

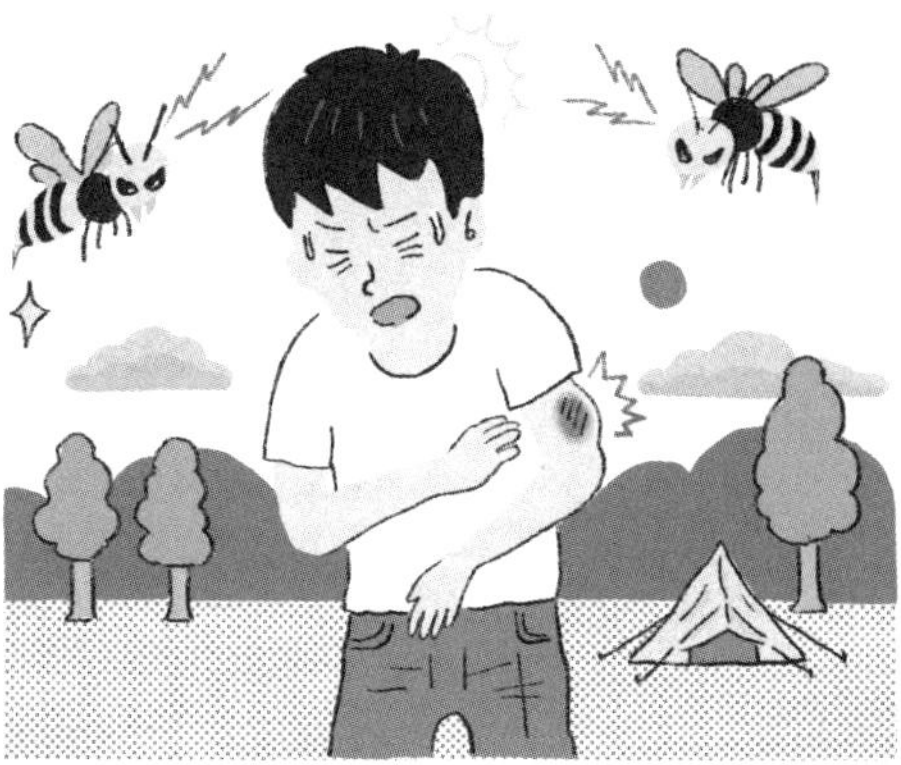

ところが、今度は一〇〇〇人の防衛隊がいるので、最初の戦争よりずっと大きな戦闘が始まってしまうということになるわけだ。その大規模な戦闘に耐え切れなかった人に、ショック症状が現れるのである。

ただし、誰もが必ずこの症状を起こすわけではない。体質の問題もあるからだ。

また、スズメバチのように毒素が強い場合は、一回目でも症状が出ることがあるので気をつけたい。ミツバチの場合は、二、三回刺されても多くの人は大丈夫だろう。養蜂家などは刺されることに慣れ過ぎて痛くもかゆくもなくなっているほどだ。

初めて刺されても、その毒が血液に回っ

て死ぬというわけではないのであわてないように。あくまでも二回目が危ないということだ。ゆえに、前歴のある人は注意が必要になる。

ちなみに一回刺されて、すぐにまた刺されたからといって心配する必要はない。抗体はすぐにできるものではないからだ。

性行為で死ぬ
——三〇～四〇代の男性は死亡率が高い

性行為で死ぬことを、一般的に腹上死という。しかし、これは医学上の用語ではなく、そのときの状態を説明する用語に過ぎない。正確な死因は、心筋梗塞や脳出血などだ。交通事故で直接の死因が頭蓋骨骨折や脳挫傷であっても、「交通事故死」と呼ぶのと同じである。ちなみに女性が下になって死んでも、区別なしに腹上死と呼んでいる。

男性の場合は、心臓の栄養血管である冠状動脈の硬化のために起こる心筋梗塞が多く、女性の場合は、くも膜下出血が多い。死亡率は圧倒的に男性が高い。

年齢的には、意外かもしれないが男性は三〇代が最も多く、次に四〇代、五〇代、二〇代、六〇代の順になっている。

高齢者のほうが多いと思われがちだが、そうではない。自分の体をよく知っているし、精力もダウンしているので無理がきかないからだろう。

一方、三〇~四〇代は働き盛りで、精力も旺盛である。しかし、別の見方をすれば、働き過ぎで疲労が蓄積されているということでもある。おまけに、体力と元気を過信しがちで、食生活なども生活習慣病になりやすいものを好むことが多い。知らずしらずのうちに、動脈硬化の下地がつくられているようなものだ。

さらに、アルコールを飲んで、性行為に及ぶこともあるだろうが、統計的にもアルコールを飲んだ後の腹上死は、その三割に達している。酔うと感覚の鈍麻から性行為が長引き、心臓や血圧に悪影響を及ぼすので、死亡率が高いのである。

一方女性の場合は、五〇~六〇代が多い。自分の体力に合わない若い男と情交した場合に多いようだ。

年齢差においては高齢の男性にも危険があるといえる。統計的にも、若い愛人との関係や若い後妻を迎えた場合など、年齢差が大きいほど要注意だ。

また、年齢に関係なく、長い間、性行為のなかった夫婦間で久しぶりに激しい行為に及んだときも油断ならない。

ただし、基本的に腹上死は誰もがなるというものではない。健康な若者がどんなに激しく過激な行為をしても死ぬことはない。

怖いのは、自分でも気づかない潜在的疾患を持っている人だ。動脈硬化、脳動脈瘤《りゅう》、心肥大、高血圧、副腎皮質菲薄《ひはく》、胸腺残存などの病変が発症のもととなる。糖尿病を持っていて、ふだんから血圧が高く、常に薬を服用しているような人も心筋梗塞を起こしやすいので注意が必要だ。

結論としては、腹上死はセックスをしたから起こる、というものではない。ふだんの日常生活において運動中に急死したり、駆け込み乗車した直後に急死したりするのと同じようなものなのである。だから、一番の予防法としては自分の潜在的疾患をしっかりと把握しておくことだ。

エコノミークラス症候群で死ぬ

――危険なのはバスや飛行機だけではない

海外旅行などで、長時間、飛行機のエコノミークラスに乗っていた人が、座席から立ち上がったとたんに倒れてしまうことから名づけられた「エコノミークラス症候群」。実際には、エコノミークラスだけではなく、ファーストクラスでも、列車や長距離バスでも、同様の症状が起こることから「旅行者血栓症《けっせんしょう》」とも呼ばれている。

この病気、正式名称を「肺動脈塞栓症《そくせんしょう》」という。長時間同じ姿勢でいて、体の水分が不足してくると血液がドロドロになり、血栓（血の塊《かたまり》）ができやすくなる。

さらに椅子に座ったままの状態が長く続くと、膝の裏側から太ももの付け根にかけて静脈が圧迫されることになり、そこから足の血流が悪くなって、ますます血栓ができやすい状態になるのである。

そして、急に立ち上がって歩き出すと血流が活発化し、その勢いで血栓は血管壁から剥がれて心臓へと運ばれ、さらに肺へ向かい、ついには肺動脈の狭い部分で詰まってしまうのだ。

その結果として、肺が苦しくなり呼吸困難となって、急性心不全で突然死することになる。まさに「うっ」という感じで、心臓が止まってしまう。ちなみに発症者の死亡率は、実に三〇％にも達しているという。

この病気は、成田空港でも年間一〇〇～一五〇もの症例があり、最初は狭いエコノミークラスの乗客が多くかかるといわれ、この名がつけられたが、その後、それ以外の座席（ファーストクラスなど）に座っていても例外ではないことがわかった。また、ふだんから健康であったり、一流のスポーツ選手であったりしても発症する。なんとサッカーの日本代表選手が、このせいで日韓共催のワールドカップに出場できなかった例もある。

当然のことながら、太っていたり、高脂血症だったり、動脈硬化が起きやすい生活状態にある人は、とくに要注意だ。

また、飛行機だけでなく、長距離バスの乗客なども発症しやすい。一般ドライバーでも、まったく動かない渋滞の中に長時間いると、発症する危険性がある。

このように最近では、乗り物に対して注意する人が増えてきたが、実はふだんの生活においても「肺動脈塞栓症」は起こりうるのである。

たとえば、空調設備の整った密室で長時間パソコン作業をしている場合も注意が必要だ。湿度が低く、空気が乾燥した室内で、同じ姿勢を長くとり、まったく水分補給をしなければ、飛行機の中にいるのと条件的には変わらないからである。

パソコン作業を仕事にしているような人は、十分に注意しなくてはならない。


ところで、今まで述べた例は長時間座っている状況から起きる症例だが、実はそれ以外の姿勢でも発症することがある。それは入院だ。

昔、ある関取が虫垂炎の手術で入院をし、手術後三日目にようやくベッドから起き、立ち上がってトイレに行こうとしたときに倒れて死んだ、ということがあった。

普通の体格の人なら、すぐには発症しなかっただろう。しかし、関取だから、もちろん普通の人より太っていた。このような人が、何時間も同じ姿勢で寝ていると、血流によどみが生じ、一日じっとしているだけでも血栓はできやすい。

たとえ太っていなくても、ふだんから健康に動いている人が、まったく体を動かすことのできない寝たきりの状態になると、やはり危ない。寝返りが打てればいいが、それもできない状態が二、三日も続くと血栓ができやすい。

少しでも体を動かして血流を良くし、水を飲むなどして血液を薄くしてやればいいが、それもせずにいきなりふっと立ち上がると危険極まりない。

分娩した女性も注意が必要だ。産後の肥立《ひだ》ちが悪いためにしばらく寝たきりとなり、一週間ほどたってトイレに行こうと立ち上がった瞬間に倒れたという例もある。

そうならないためにも、ふだんから血液をサラサラにしておくことが重要だ。その意味でも、ふだんの食生活には十分気をつけたい。

さらに、水分をまめに摂ることも大切だ。トイレに行く回数が増えるからと面倒くさがって水を飲まない人が多いが、それがかえって危ない。血液を濃くしないためにも、とくに寝る前などは、必ずコップ一杯の水だけでも飲むことを勧める。

第二章
生と死の境界線

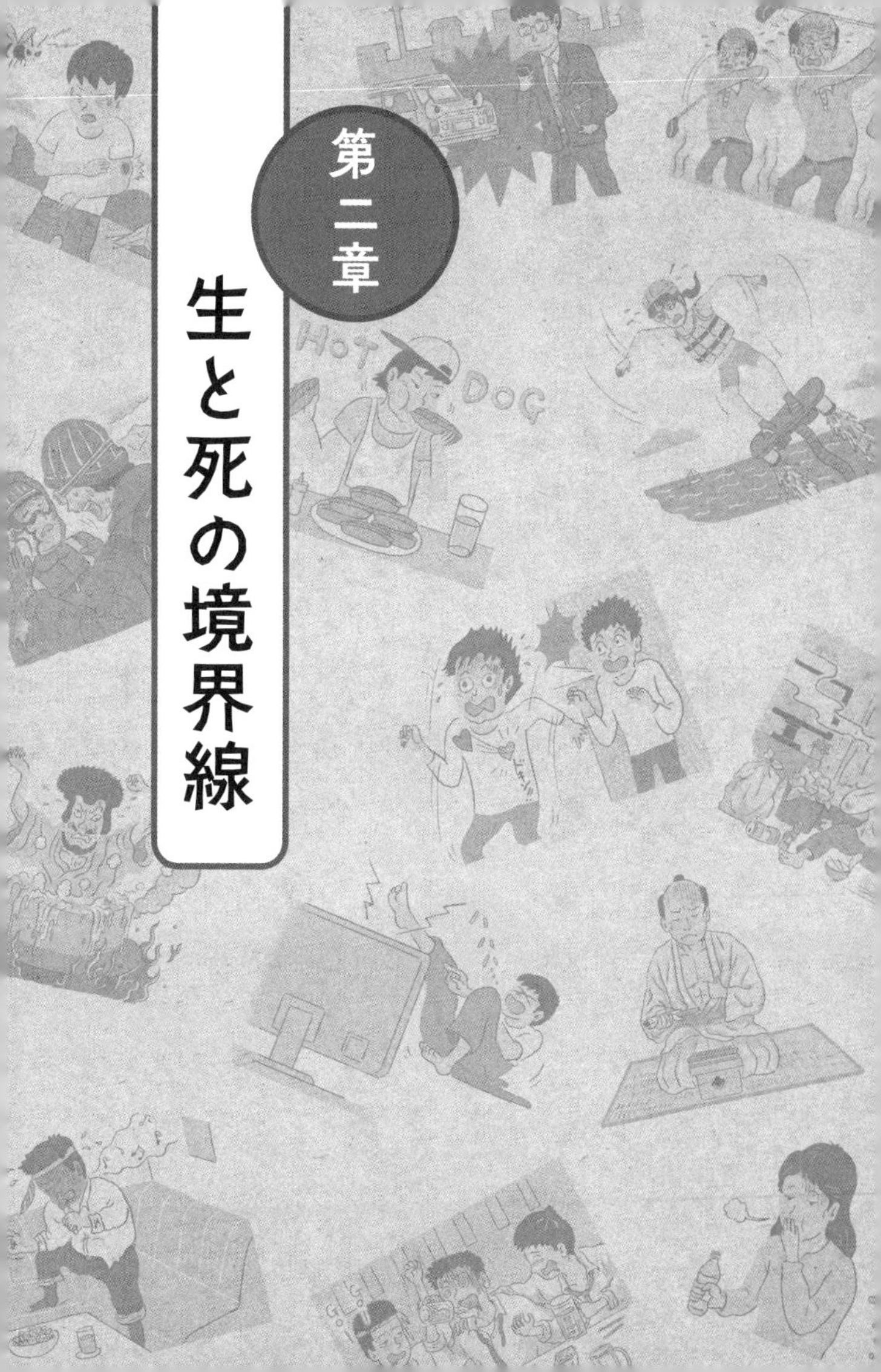

呼吸停止の限界は？

——理論上の限界は八分だが……

人間が意識的に呼吸を止めるとしたら、何分くらいもつだろうか？　おそらく誰もが一度は、風呂やプール、あるいは水を溜めた洗面器の中などで試したことがあるだろう。そして、その時間が一分前後とわかり、あまりの短さに驚かれたことと思う。

しかし、なかには一〇〇メートルも素潜りできる人がいるし、シンクロの選手などは静止した状態なら五～七分も潜水していられるという。

一般的に、人間が呼吸を停止できる限界はだいたい五～八分といわれている。

では、なぜ息苦しくなってしまうのか？　それは人間の体には、酸素を蓄える場所も力もないからだ。そのため、外から酸素を補給するしかない。

鼻から吸い込まれた空気は、気管支を通り、肺組織の末端である肺胞に入る。肺胞では空気と毛細血管の血液との間で、酸素と二酸化炭素のガス交換が行なわれる。人間の体は、常にそのような仕組みで動いているため、呼吸を停止すると酸素を体内に取り入れることができず、酸欠状態になってしまうのである。

また、呼吸が止まるということは、言い換えれば肺循環が止まるということである。静脈血と動脈血は循環しているのだが、そのうち静脈血は圧力が弱いので、息を止めるとその流れは止まってしまう。

しかし、動脈血は心臓からどんどん送り出されてくるので、戻ろうとする静脈が押さえられることで、顔に鬱血《うっけつ》がくる。呼吸を止めると、顔が真っ赤になるのはそのためだ。

こうして脳に充血がきて、ガス交換ができなくなり、神経細胞がダメージを受けてしまう。そして徐々に意識を失っていき、八分間も酸欠が続くと、脳死の状態になってしまうのである。

水の中に顔を押し込まれた場合は、苦しまぎれに水を飲んでしまう。死ぬまでの間に洗面器一杯くらいの水を飲んでしまうかもしれない。

そのとき気管のほうにも水を嚥下《えんか》し、水の中にある程度含まれている酸素を吸引することになる。だから、あくまでも理論上の話に過ぎないが、一〇分くらいは生きていられるだろう。しかし、それ以上たつと酸素の絶対量が足りないために、脳に酸欠状態が起きて死んでしまう。

脳の血流が四分間、完全に停止したとすれば、神経細胞はダメージを受け、神経細胞には再生能力がないので、脳死状態に陥り、生への復活はまずないといわれている。

心臓停止は何分なら大丈夫？
――電気ショックは心臓が完全に止まる前に

死に瀕していて脈拍がハッキリととれなくなっても、心臓が完全に止まるということは少ない。心電図をとると、ピクッピクッとかすかに動いている。それでも一応止まったことになるのは、血液を送り出して全身に回すという本来の働きをしなくなるからだ。

実際には、心臓は動いている。心室細動といい、その名のごとく細かく震えて動いているのである。痙攣状態にあるといってもいいだろう。そういうときに強心剤を注射したり、電気ショックを行なったりすれば、再び動き出すこともあるのだ。

心電図の画面が、完全に一本の線になった場合は難しいだろうが、それでも早い時期に電気ショックをかければ動く可能性もあるので、絶対に無理とはいえない。

救急救命士も電気ショックを行なうことが可能になり、そのおかげで救命率が上がるという実績も出ている。

もし、病院へ到着するまでに心臓の血液が全身に回せないと、脳にダメージが残ってしまう。前述のとおり、脳は、四分間にわたって血流が止まると回復しないからだ。心臓の鼓動がほとんどないという状態が五、六分続けば、脳の神経細胞は壊れてしまうだろう。たとえ助かっても、後遺症は確実に残る。

電気ショックは、完全に心臓が止まってからするものだと思っている人も多いが、実際はわずかながらも動いているときに行なっている。そのほうが効果的だからである。

もともと心臓には、心筋の中に刺激伝導系というシステムが組み込まれており、心臓を体から取り出しても人間の血液と同じ塩分濃度の液体（生理食塩水つまり塩分濃度〇・九％）に入れておけば、三〇分くらいは自力で動いている。

だから、心臓移植はその間に行なう。完全に死んで、長く心臓が止まった人から取り出して移植しても動かないが、提供者が脳死の状態のときに素早く移植すれば動き続けることができるのである。

それが心臓に組み込まれた刺激伝導系システムであり、そのシステムがあるからこそ、心臓が止まっても電気ショックを行なうと動き出すことがあるのだ。

そうなるとフランケンシュタインの話には無理がある。墓場に埋められていた死体から盗んできた心臓を、電気ショックで動かしているからだ。長く止まっていた心臓は、決して再び動くことはない。

人間の体温の限界は？
――水銀体温計が四二度までしかない理由

健康な人の平熱は、三六度前後から三七度以下である。では、それ以上、あるいはそれ以下の体温になったとき、人間はどうなってしまうのか？　また、上下の限界はどのくらいなのだろうか？

まず、体温の上昇だが、四一度の高熱になると、体細胞の障害、局所性出血、実質変性を起こし、昏睡状態や意識障害となり、四二度が数時間続くと死亡する。この四二度という数字は、人間が生きていられる最高の体温であり、高熱で知られるマラリアに冒されたとしても、そこまでしか上がらない。

では、なぜ四二度なのか？　それは人間の体の各部が、タンパク質で構成されているからだ。筋肉はもちろんのこと、血液の成分の血漿《けっしょう》や骨の成分にまでタンパク質が含まれている。

しかし、タンパク質は四二度になると、熱で凝固してしまうのだ。いったん出来上がったゆで卵が決して元の生卵に戻らないように、一度固まってしまったタンパク質も元には戻らないのである。

昔よく使った水銀体温計が四二度までしか目盛りがなかったのは、そのためだ。それ以上の目盛りがあっても、人間はそれより高い体温にはならないから必要がないのである。

ちなみに、熱が高いときの尿の色は茶色になる。これは、熱が高くなると、体の新陳代謝に使われたタンパク質が分解され、その残りかすで色素の量が多くなるからである。

では、体温の低下はどうか？　体温が平熱から四、五度下がってくると、死の危険が迫ってくる。

まず、三五度を下回ると筋肉が硬直を始め、三三度以下になると血液循環が悪くなって、脳に十分な酸素が届かない酸欠状態を起こし、意識混濁や血圧低下が始まる。

そして、体温が三〇度以下になると昏睡状態に陥り、二七度で瞳孔反射がなくなり、二八度より下がれば、死ぬ確率が高くなる。いわゆる凍死である。

確実に死ぬといえないのは、体温を維持する機能が回復すれば、その体温からでも助かる可能性があるからだ。

体温の調節機能が麻痺すると?
――夏は熱中症、冬は低体温症に

人間には、常に一定の体温を保とうとして、自分の体を調節する体温調節機能がある。その機能の働きは、体内の新陳代謝によって決まる。

夏は新陳代謝を低下させて、体内の発熱量を抑えることで、体温の上昇を阻止する。そして、冬になると、新陳代謝を活発化させて、体内の発熱量を上げ、体温を維持するといった具合だ。

また、暑ければ、血管を拡張させて体熱を皮膚の表面から発散し、汗をかいて冷やそうとする。寒ければ、体温が逃げないように血管を収縮させて、皮膚の温度を下げて気温との温度差を小さくし、体温を逃がさないようにコントロールする。

危ないのは、その限界を超えたときだ。脳の視床下部にある体温調節中枢が麻痺してしまうと、自分で体温の調整ができなくなって、死の危険にさらされる。

暑いときに脱水症状が起きたり、血液循環が早くなり過ぎて血液が濃くなったりするなど、体中のすべてのバランスが崩れて、細胞に栄養と酸素が供給できなくなってしまう。それらさまざまな要因で死に至ってしまうのである。

なぜ雪山で眠ると死ぬのか？
――必携したいチョコレートやアメ

雪山で遭難して、その場で眠ってしまうと死ぬ。そのため、そばに仲間がいる場合は、「寝るな。寝たら死ぬぞ！」と励ましながら頬を叩くなどして、必死に寝かさないようにする。では、なぜ雪山で眠ると死んでしまうのか？

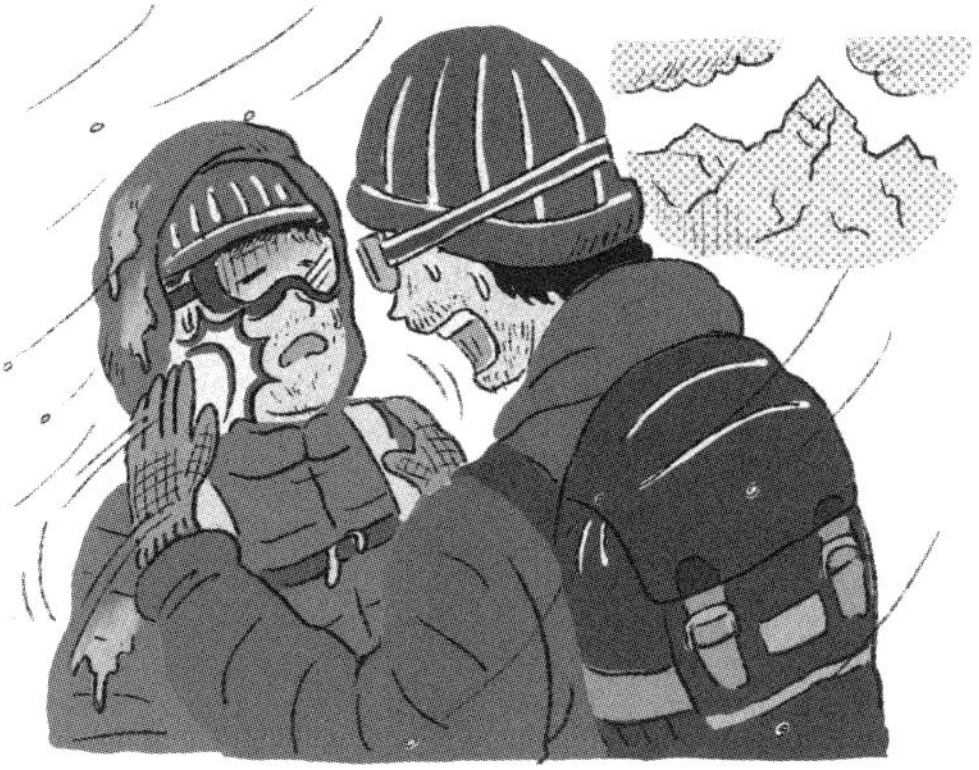

まず眠気が襲うのは、寒さで体温が三五度くらいまで下がったときに、血液の循環が悪くなって、脳貧血のような状態になってしまうためだ。そのまま寝てしまうと、新陳代謝が低下し、凍死の条件に適合してしまうのである。

そうならないためにも〝叩く〟という行為は非常にいい。目を覚ます刺激になるだけでなく、眠気を避けるためのエネルギーを出すことにつながるからだ。とにかくどこでもいいので筋肉を動かして、低下していく体温をできるだけ下がらないように抑えることが大事なのである。

また、何かを飲み食いすることも大事だ。

人は五、六時間何も飲まず食わずにいると低血糖になってしまう。そうなると動きたくなくなり、相乗効果で眠気が出てきてしまうのである。

雪山で遭難した人が、よくチョコレート一枚で命をつなぐというが、チョコレートは糖なのでストレートに血糖として吸収される。だから本当にいいものなのだ。

雪山登山に限らず、遭難の危険性がありそうな場所に出かけるときは、必ずチョコレートやアメなどを携帯したいものだ。

冷たい水の中に落ちたら？
――一〇分以内が生死の境目

氷が張っているような冷たい水の中に落ちてしまった場合は、どのように体が弱っていくのであろうか？

まず、低体温になって神経が麻痺してくる。指も動かなくなってきて、体温が二八度以下に下がれば、復帰は難しい。どんなに暖かい部屋に入れても無駄だ。それ以下にならない状態で助けることができれば、まだ助かる可能性はある。

まわりが冷たいという同じ条件下でも、雪山と氷の張った水の中とでは死に方は異なる。雪山では、寒さのせいでそのうち寝てしまうが、水の中では沈まないように必死に暴れているので、寝てしまうようなことはない。その代わり、動けば動くほど体温が奪われていく。

普通なら、動けば体が温まるのではないかと思うだろう。前述のとおり、雪山で遭難したときの延命方法はそれでいい。しかし、あまりにも冷たい水の中にいるのであれば、温まるまでにはいかない。体温は奪われる一方なのである。

零度以下の水の中に全身がつかってしまえば、一〇分くらいの間に体温は二八度くらいまでに下がってしまうといわれている。冬の北海道で船が転覆遭難しようものなら、短時間で助け出すことができなければ、もうだめだろう。

水だけでどれだけ生きられるか？

――人間の限界は一カ月といわれている

人間の体は水分に満ちていて、体重の六割が水分である。それほど、水は生きていくうえで必要なものであるということだ。

もし、食物を摂らず、水だけを補給するとしたら、人は何日間くらい生きていられるだろうか？　個人差はあるが、一般的に一カ月くらいといわれている。仮に水を摂らなければ一週間で死ぬだろう。

人間は水で空腹を満たすことはできるが、それだけでは栄養が取れないので生き続けることはできない。水を飲むことによって、ある程度の期間は細胞が生きながらえるのは、何も食べなくても、皮下脂肪を使うことができるからだ。

そもそも人間が水を欲しがるのは、細胞が要求しているからである。人間の体は細胞の集合体であり、その細胞が働いてエネルギーを出すと、水分を失う。

そこでコップ一杯でも水を飲めば腸から水が吸収されて、体の各細胞に行き渡り、もとの生き生きとした状態に戻れるのである。逆に、飲みたくもないのに大量に水を飲むと、嘔吐したり下痢をしたりしてしまう。

死ぬときも、心臓や呼吸が止まっても、筋肉などの細胞だけはまだ生きている。それは少しでも水があることと、毛細血管の中の赤血球が持っている酸素を摂取して、細々と生きながらえることができるからだ。やがてそれがなくなっていけば、いずれ細胞も死んでしまう。

何も食べないとどうなるか？

——胃壁や腸壁の粘膜が流れ出る

ものを食べなくても、水だけ飲めれば一カ月は生きていられるという。しかし、水も飲めない状態になれば、一週間以内に死んでしまうだろう。

何も食べないと低血糖になってしまい、エネルギー源が入ってこない。そうすると思考力がどんどん低下してきて、三、四日もたてば昏睡状態に陥り、そのまま放置されると死んでしまう。だから、直接の死因としては低血糖になる。

最初のうちは、激しい空腹感に苦しむだろうが、それを乗り越えて昏睡状態にまでなってしまえば、あとは割と楽に逝《ゆ》けるかもしれない。

しかし、死後の状態は最悪だ。やせ衰えるばかりでなく、体内から黒い便が出てくる。これは胃腸などの消化器系が空になっているため、消化液が自らの胃壁や腸壁の粘膜を消化してしまうからだ。これに血液なども混ざって、どろどろとした黒ずんだ茶褐色の便が出てくるのである。

尿も出てくるのは最初のうちだけで、そのうちまったく出なくなり、最後は体全体が干からびた感じになっていく。誰も望んで餓死などしたくないだろうが、その最期は誠に悲惨である。

では、何も食べるものがないからといって、そばにある木の葉や雑草を食べて命をつなぐことはできないのだろうか？

残念ながら、人間には木の葉や雑草を消化するだけの酵素がない。ウサギなどの草食動物は、人間とはまったく違う消化液を持っているので、食べても栄養にすることができるのである。

人間にはレタスやキャベツは消化できても、雑草などは消化できないので、なんの栄養も取ることができない。下痢を起こすか、そのままのかたちで便に混ざって出てくるだけだ。栄養も取れないので、いくら食べても結局衰弱してしまう。

静脈に水を注射されると？
——出血が止まらなくなる

人間の体液は、塩分濃度でいうと〇・八五～〇・九％程度である。だから、汗とか涙は、わずかにしょっぱい。

そこで、輸血する血液がない場合は、血圧が下がらないように、体液と同じ塩分濃度の生理食塩水を注射することがある。その濃度だと赤血球が溶けないからだ。

ところが、ただの水を注射すると血液は薄まってしまい、そうなると赤血球が溶け出して溶血状態に陥り、人は死んでしまうのである。

溶血状態になると、血液が凝固しなくなる。普通、人の血管は針などが刺さっても、その穴は血液が凝固してふさがる。だから出血しても、いずれは止まるのだ。ところが、水を注入されると、血液は固まらないので、出血した箇所から薄い溶血した血液がいつまでも漏れてくる。たとえ、バンソウコウを貼っても無駄だ。いくら包帯をしても、生きている限りは血圧があるから、そこからずっと漏れ続けて、薄い血の色でびしょびしょになってしまう。

だから、静脈に水を入れると人は死んでしまう。ちなみに、血管に水を注入したことは、検死の際にすぐにわかってしまう。

ショック死ってどういうこと?
——心臓疾患の人を驚かせてはいけない

事件等でマスコミに多く用いられるのが「出血性ショック」という言葉だ。

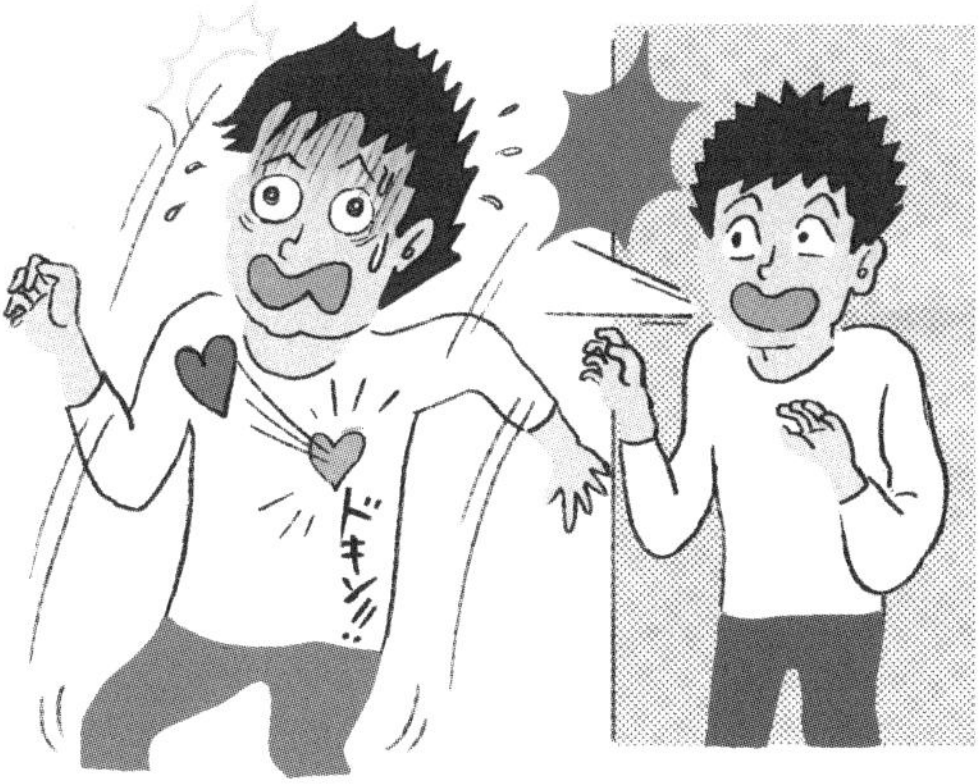

失血死とどう違うのかとよく尋ねられるが、私はどちらでもいいと思っている。出血性ショックは、結局多量の出血によって引き起こされる失血死なので、わざわざショックをつける必要などない。だから出血死でもいいし、失血死でもいいと思っている。

ただ、ショックという言葉は、急激に心臓が止まったときなどに使う言葉で、完全に大量出血しないうちにショック症状を起こして死んでしまった状態を、出血性ショックと呼ぶべきだろう。

では、出血ではなく、背後から急に驚かされて突然死んでしまうショック死の場合はどうだろう。

心臓に疾患を持っている人は、急激な血圧の上昇により死ぬこともあるだろうが、心筋梗塞の状態から死ぬこともある。

ほかにも強度の驚愕による精神的ショック、あるいは迷走神経の興奮によって引き起こされる心停止というのもある。

いずれにしても、心臓に疾患を持っている人を急に驚かせてはいけない。また、それほど親しくない人が、実は心臓に疾患を持っていたということもあるかもしれない。軽はずみなことはしないほうが賢明である。

眠らないとどうなる？
――確実に起こる精神の錯乱

眠るという行為は、人間にとって食欲と同様に生理的な欲求である。それゆえに、外的な力で眠らせてもらえなかったら死んでしまう。三、四日不眠の状態が続くと、それより先は命に危険が出るといわれている。精神が錯乱を起こすのはもちろんのこと、血圧が上がるなどのさまざまな障害が現れるだろう。

過去に行なわれた実験データでは、三日目以降に計算力の低下・記憶力の低下・反応の鈍化・神経過敏・疑心暗鬼・白日夢・幻覚・錯視などが現れたという。

第一、眠らせないようにすること自体が大変だ。どんなことをしても、人間は眠ってしまうからである。殴ったり、電気ショックを与えたりして起こそうとしても、脳はぐったりして反応を示さない。

むしろ、しつこく電気ショックを行なえば、そのショックで死んでしまう可能性のほうが高い。もちろん、極限の状態でいるのに、それでも眠らせないほど強く殴れば、そのせいで死んでしまうことにもなりかねない。

火傷で死ぬメカニズムは？
――死因はさまざまな二次反応

一般的には皮膚の三分の一が、皮下組織にまで及ぶ第三度以上の火傷を負うと、人間は死ぬ危険性が高いといわれている。第一度の火傷は皮膚が赤くなる程度、第二度は水ぶくれの状態、第三度はただれた状態、第四度は炭化、すでに焼死体で炭になっている状態をいう。

火傷で死に至るメカニズムにはさまざまなパターンがある。主としてタンパク質の変性によるものが多い。人間の体はタンパク質でできているため、高熱によってそれが凝固し、血液も固まって死んでしまうのだ。

また、広範な皮膚の熱傷（広範囲熱傷）から、腎機能不全を起こしてしまい死亡する場合もある。

ほかにも、菌で死ぬというパターンもある。皮膚がひどくただれながらも、命が長くもっている状態のときに、菌に感染して炎症を起こし死んでしまうのだ。熱さのショックにより心不全を起こす人もいる。

最近では耳にしなくなったが、昔は皮膚がただれたりすると、皮膚の呼吸ができなくなって死ぬという皮膚呼吸説もあった。

ただし、菌感染や心不全による死亡は、正確には二次反応によるものであり、熱だけによる一次的な原因ではない。

このように熱傷から引き起こされる死因にはいろいろあるので、火傷で死ぬメカニズムは一概にはいえない難しさがある。

火事で死ぬ理由とは?
――火事現場で水をかぶっても無駄

火事現場の死者における直接の死因は、ほとんどが煙の吸引による一酸化炭素中毒だ。火事現場の煙の中には一酸化炭素が含まれており、これを吸い込むと非常に危険である。というのも、一酸化炭素が赤血球と結びつく力は、酸素が赤血球と結びつく力よりも二〇〇~三〇〇倍も強いからだ。そのために、煙を吸い込むと、一酸化炭素中毒となって、体内は酸欠状態となるのである。

だから、火事で焼け死ぬというが、その前に意識を失って倒れてしまい、逃げられない（動けない）状態になって焼け死んでしまうのだ。

それでは、テレビや漫画などにありがちな〝水をかぶって火事場に飛び込むシーン〟というのは意味のないことだろうか？

実は、昔はそれでもよかったのである。昔の建物や家具類は木や紙が中心だった。そのため煙の成分は一酸化炭素だけだったので、その中で二、三回呼吸しても体の中にはまだ酸素の含まれた血液が多くあり、中毒で体が動けなくなることはない。

しかし、今の建物や家具類はそうはいかない。二、三回の呼吸は大丈夫だという概念を持って、火が回っていないし、煙だけだからいいだろうと家の中に飛び込むと大変な目に遭う。

なぜなら最近の建材は、シンナーなどさまざまな有害物質が含まれているからだ。

建物だけではない。化繊が入った布団やマットレスも燃えると有害なガスが発生する。とくにプラスチックなどは熱を帯びると青酸ガスを発生する。これなどは一回呼吸しただけですぐに意識を失ってしまう。

今はもう猛毒マスクがない限り、いくら水をかぶっても役に立たない。テレビや漫画で、そのようなシーンを見て思い違いしている人が多いようだが、くれぐれも火事の現場に飛び込もうなどとは思わないことだ。燃えている自宅に、残された宝石類を取りに行こうとしても、まず生きては帰ってこれない。

もし不幸にも、火事現場の真っ只中に遭遇した場合は、ハンカチを口に当てるといいだろう。それでガスを吸い込む可能性は少なくなる。

また、床を這っていくのもいい。熱と煙は上にいき、下にはまだ酸素が残っているからだ。

もしも釜ゆでの刑にされたら?
——石川五右衛門はどうなった

沸かしっぱなしの風呂の中で脳溢血《のういっけつ》を起こし、そのまま風呂につかったままにしておくと、本当にゆでダコのようになってしまう。正確には体全身が真っ赤な火傷を起こし、びらん状態になる。

では、石川五右衛門のように、生きたまま釜ゆでの刑に処された場合はどうなっていくだろうか?

まず、急激に体の温度が高くなることで、血液循環がおかしくなるだろう。なぜなら、血液は温度が高くなると固まってくるからだ。

血液は液体だから、溶けてやわらかくなると思っている人もいるが、血液はタンパク質なので、ゆで卵のように固まってしまう。おそらく、フォアグラのようになってしまうだろう。

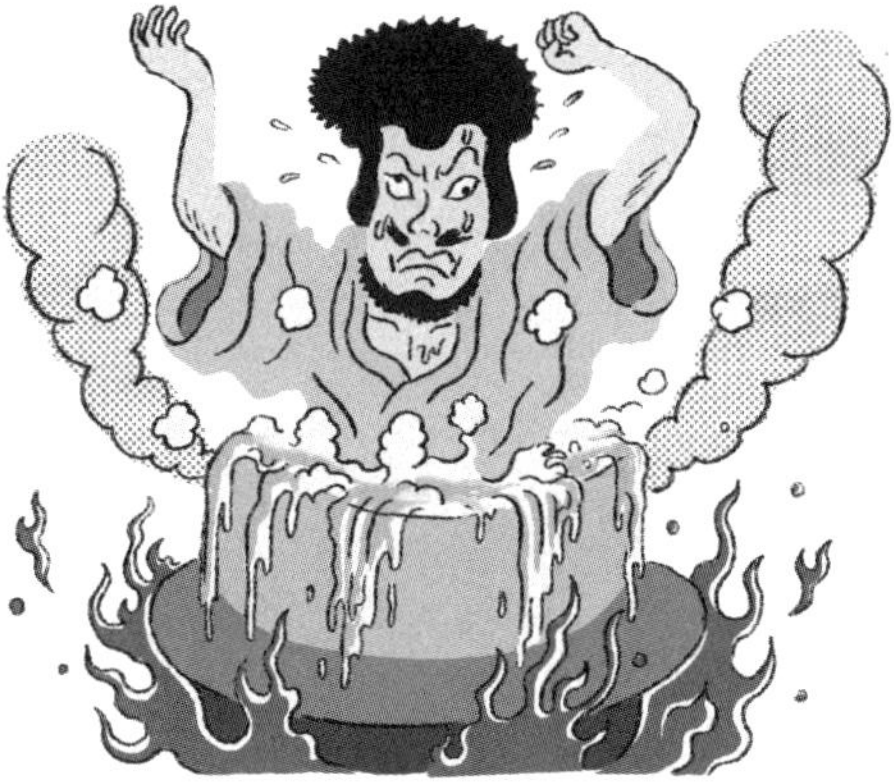

また、全身が火傷状態になることで、死に至る。前述のとおり、正常な皮膚表面の三分の一以上を第三度以上で火傷すると、人間は死んでしまうからだ。
全身火傷、異常高温、血液循環の異常……、それらすべてが死因につながるのだが、その前に五右衛門は意識を失ってしまっただろう。

焼身自殺の苦しみと死因とは？

――燃料と服装によって燃え方が異なる

抗議の自殺として、体にガソリンや灯油をかけて火をつける焼身自殺がある。これは何を燃料に使うか、どんな服装であるかによって、自殺者の苦しみは異なる。

裸のまま灯油をかけると、たとえ一〇リットル使っても、ほとんどが地面に流れてしまうので、一〇分もしたら火は燃え尽きてしまう。そこでまだ息があったら、熱さ以外の苦しみに襲われ続けることになる。

服を着たまま灯油をかけると、服に染み込んでいくので、ロウソクの芯のようにじわじわと燃え続けることになる。これもまた生き地獄だ。抗議の焼身自殺というけれども、生きたままだとこれほど苦しく悲惨なものはない。

この場合の死因は、高熱によるショック症状で心臓が止まってしまうのがほとんどである。見た目にひどいのは、焼けただれた全身だが、解剖してみると内部では気道熱傷を起こしているのがわかる。これは呼吸でたくさんの熱を吸い込んだとき、同時に火も入ってしまうからだ。気道に入った時点で、炎は消えてしまうが、あまりの熱風のために気管支が火傷を負っているのである。

燃料にガソリンを使った場合は、揮発性が強いため、あっという間に燃えてしまうだろう。それに対して灯油のほうは、じわじわと長持ちしながら焼けるために、ガソリンより真っ黒な死体になる。

抗議のためとはいえ、その苦しみは尋常ではないだろう。死と苦しみを引き替えにするほどの抗議なら、ぜひとも生きて主張してほしいものである。

強い電流が人体を流れたら？
――雷の直撃で黒焦げにはならない

カラスが電線に止まっていても感電はしない。それはアースされていないからだ。電流が自分の体を通って地中にアースされれば、カラスでも通電し感電する。

電気のことを知らないで、カラスが感電しないのは足の皮が厚いからだろう、と思っている人もいるかもしれない。

人間も、飛び跳ねて電線につかまれば感電はしない。その時点でビリビリくると思っている人が意外に多いようだが、ぶら下がった状態ならば、地中に通電しないので感電することはない。

電気工事の関係者が長靴を履いているのは、長靴の靴底のゴムによって電流が絶縁され、地中に通電しないようにするためだ。

では、感電死するほどの電流が、人間の体に流れてしまうと、そのときの状態はどうなってしまうのか？

まず電気が流れた瞬間に体の内部で激しい痙攣が起きる。頭をよぎれば、脳が痙攣を起こし、脳震盪《のうしんとう》のような状態になって血流が止まってしまう。心臓も痙攣を起こして動かなくなる。

体の表面には、電流斑という黒い電流が流入した跡が残る。これは電流が皮膚から体に入ろうとするときに、その部位の抵抗によって火傷を生じたものだ。入った箇所と出ていった箇所に抵抗があれば、黒焦げの跡が残るが、足場などが濡れていると抵抗がないので跡は残らない。

このように皮膚は乾いていて抵抗が強いために、電流斑がつくられる。しかし、体の内部には目立った跡は残らない。体の中には水分がたくさんあるからだ。そのため無抵抗で通過してしまうのである。

雷のような高電圧でも同じだ。よく漫画などでは、雷の直撃を受けた人物が黒焦げになったところを描いているが、いくら電圧が高くても、全身が焦げた魚のように真っ黒く炭のようになることはない。あくまでも部分的にしか黒くならない。

飛び降り自殺は偽装できる？
――落ち方で簡単に見破られてしまう

高いところから落ちる場合、その落ち方には三つのパターンがある。体が水平になって落ちる、頭から落ちる、足から落ちるの三つだ。

水平に落ちた場合は、激しく地面に叩きつけられたことにより、体内で骨や内臓がグチャグチャになっている。

頭から落ちる場合は、頭蓋骨が割れて脳が飛び出し、頭部は原形を留めていないことがある。

足から落ちると、まず足の骨が折れ、次の瞬間、尻をつき、同時に頭が反動で前に倒れるから首の骨が折れる。さらに、折れた瞬間に体は海老のように曲がり、自分の太ももに自分の胸を強く押しつけるので肋骨などが折れてしまう。

そして次の瞬間、またしても反動で体が戻り、発見されるときは仰向けになっている。落ちた瞬間を見ていない人からすれば、水平に落ちてきたように思うだろうし、肋骨が折れている原因もわからない。

しかし、落ちた状態を見るだけで、専門家にはどのような姿勢で落下してきたのかわかるのである。

また、落ちた状態によっては、自殺か事故かもわかる。たとえば、屋根の工事をしていて、誤って落ちた人がいるとする。

自殺の場合は、両足から飛び降りることがほとんどで、着地した瞬間に大腿骨頸部を骨折する。しかし、足を踏み外して誤って落ちた場合は、その場で踏みとどまろうとして、必死にもがいて体を元に戻そうとするので、落ちるときにバランスを崩して頭や背中を打ってしまうことが多い。

人が高いところから落ちる落ち方は、そのときのさまざまな状況によって異なるので、一概にこうであるとはいえないが、災害事故の場合は両足が一緒に着地することはほとんどないといっていいだろう。

だから、いくら偽装自殺を企てても、落ち方を見れば、自分で落ちたのか、無理やり落とされたのかはすぐに見破られてしまうのである。

群衆事故による圧死とは？
――立ったままでも窒息する

圧死とは、腹や胸などを強く圧迫されて呼吸運動ができなくなって死亡してしまうことをいう。

いきなり大きく重いものが上から落ちてきて、つぶされるようなかたちで死んだ場合は脳挫傷とか内臓破裂などといい、圧死とはいわない。圧死は、あくまでも外的な力で胸腹部の呼吸筋が動けなくなって、呼吸ができなくなったときの死因である。

そもそも肺自体は自発的に動く力を持っていない。呼吸するといっても、肺が自力で動いているわけではないのだ。横隔膜が腹を膨らませたりへこませたりすることによって、横隔膜は上下に動く。

そして、肋間筋の働きで肋骨と肋骨の間の筋肉が狭くなったり開いたりしながら横隔膜と合わせ、胸郭が膨らんだり狭まったりする。それに連動するようにして肺は動き、呼吸をするのである。

だから、腹や胸を強く押されてしまうと呼吸筋が動けなくなって、結局呼吸ができずに死んでしまうのだ。

二〇〇一年に、兵庫県明石市の花火会場で起きた歩道橋での将棋倒しによる惨事

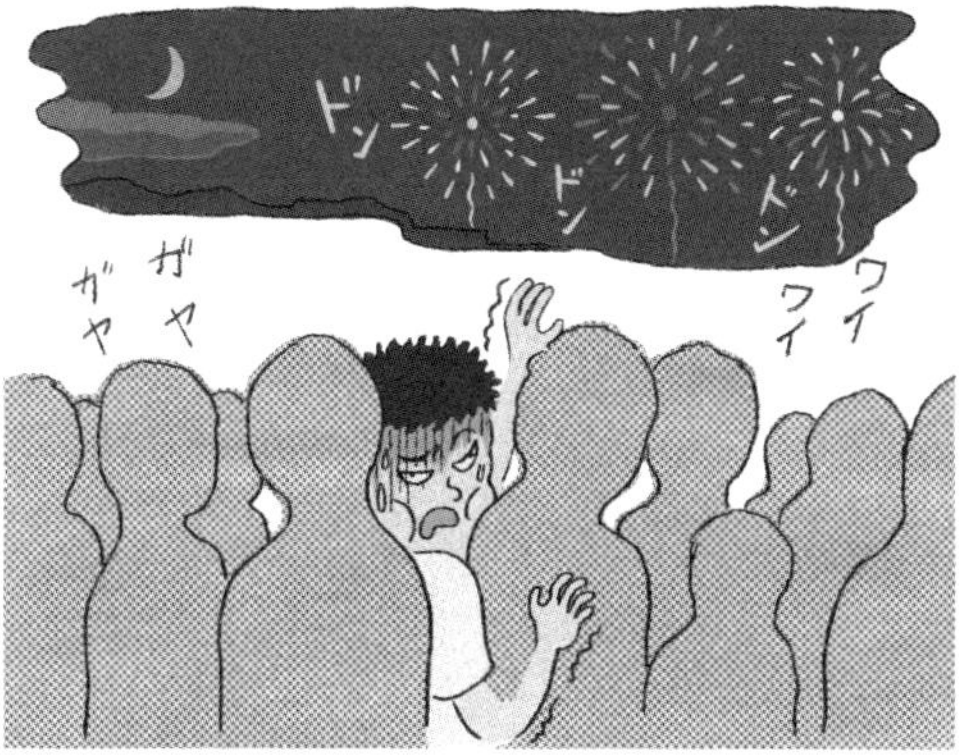

をみなさんは覚えているだろうか。二〇二二年には、韓国の梨泰院《イテウォン》でハロウィン混雑による群衆雪崩で大惨事が起こってしまった。

とくに、デパートの火事現場から避難するときや、コンサート会場などの混雑した場所で将棋倒しになるとかなり危険だ。

ラグビーのスクラムや、組体操の人間ピラミッドが崩れるときも、下の人間に危険が伴うが、この場合は一瞬なので心配はいらない。危険なのは、そのような状態が長く続いたときだ。

四、五分もその状態が続くということは、その間ずっと呼吸が止まっていることになる。どこにも逃げ場がなく、動きようのない場所で将棋倒しになれば、当然呼吸ができずに死んでしまうわけだ。

土砂崩れや雪崩などの被害に遭い、顔が地上に出ていても首から下が地中に埋まっている場合は、腹と胸を圧迫されているので呼吸ができない。この場合による死亡も、圧死ということになる。
四、五分で外に救出されればいいが、救出にはどうしても一、二時間はかかってしまい、間に合わずに死んでしまう。いくら鼻と口が地上に出ているからといっても、安心はできないのである。
もし、そういう事故直後の現場に出くわしたときは、顔が出ているから大丈夫だとは思わず、救助隊や消防隊を呼びにいくよりも、まず急いで救出することを試みなければならない。

ちなみに、顔まで地中に埋まってしまった場合は、圧死というよりも鼻口部閉塞による窒息死になる。

鉄道事故のその後は？

――電車に飛び込むのは大迷惑！

電車で轢《ひ》かれて死ぬというのも、その後の死体の状況は本当に悲惨である。ただ、この場合の死に方にもいろいろなケースがある。

もし、レールの上に横たわっていて、その上を電車が通れば、首でも胸でも胴体で轢断《れきだん》される。途中で、それが車輪に巻き込まれようものならグチャグチャの状態になる。

ちぎれた肉の破片は、普通の電車なら二〇～三〇メートルにわたって散乱し、高速運転の新幹線だと肉片は七〇〇～八〇〇メートルにもわたって散乱する。

それを関係者がポリバケツを持って一つひとつ拾い集めていく。ときには野犬が手だけ、足だけをくわえて持って行ってしまうこともある。

また、手首が車両の下の部分に引っかかってしまい、見つからないまま、ミイラ化するまで電車とともに走り続けることもある。

電車の前面にぶつかった場合は、必ず頭を強打し、はね飛ばされた後に、壁か地面に頭を強打して死ぬ。轢断はされない。

鉄道事故は、乗用車での交通事故とは比べものにならないほどの力が働く。無理やり車で踏切に入ってはいけないし、ましてや鉄道自殺などを考えてはいけない。死後の悲惨さは目をおおうばかりだし、関係者が大いに迷惑するからである。

ところで、鉄道事故と同じように、一瞬にして体が切り離される斬首刑《ざんしゅけい》の場合、意識はどの瞬間まで残っているものだろうか。

あったとしても、何秒という世界ではないだろうか。瞬間的に首が切れたら、数秒間くらいは体が離れたというのがわかるかもしれないが、次の瞬間には意識がないだろう。

心臓は取り出しても、生理食塩水に入れておけば三〇分間は動き続ける。心臓には刺激伝導系という特殊な筋肉がセッティングされているからだ。しかし、脳はそうはいかない。

SFなどで首から上の頭だけがあって、あとの首から下はコードだけでつながれているというシーンがよくある。しかし、それも絶対無理。生かしておいても細胞レベルのことであって、脳は機能しない。あくまでもSFだけの話だ。

米国同時多発テロの犠牲者の行方は？
——身元の確認などとてもできない

若い人たちはピンと来ないかもしれないが、二〇〇一年、ニューヨークの世界貿易センタービルへのテロ事件が世界中を震撼させた。ビルが崩れ落ちる瞬間は、いまだ目に焼きついて忘れられない。

あの衝撃的な映像を思い出すたびに、突然に死を迎えてしまった、およそ三〇〇〇人の人々の無念さが伝わってくる。まさしく、あっという間の出来事。自分がいつ死んだのかわからない状況だったであろう。

ところで、あのときのように、何百メートルもの高さから崩れ落ちるビルの中にいる人間は、落下するまでにどのように死んでいくのだろうか？

おそらく、ほとんどの遺体が粉々の状態になったものと思われる。コンクリートでさえ、かけらもなく灰のようになってしまうほどの状況を見れば、人間の体などひとたまりもなかっただろう。

崩れゆくビルの中で瓦礫《がれき》に混ざりながら、体は徐々に形を失っていったはずだ。そのときの死体はバラバラよりもひどい。ただの肉の塊になってしまうからだ。

そうなってしまえば、遺体の発掘はしたくてもできないといったほうが正確かもしれない。ほとんど骨という形でさえ残ってはおらず、コンクリートの灰に混ざっていることもあり得る。個人の判別などできるはずもない。

また、事件当時の九月といえば、残暑のため死臭があってもおかしくない。ましてや三〇〇〇人ほどの遺体があれば、普通なら相当の死臭が漂うはずだ。

しかし、粉塵のひどさは報じられてもニオイに関してはコメントがほとんど聞かれなかった。粉々になって瓦礫や灰に混ざってしまったことで、死臭が薄れてしまったのかもしれない。

心中は美しいのか?

——しょせんは醜い自殺死体

いつの時代でも悲恋物語の心中シーンは美しく描かれている。自殺願望のある人にとっては憧れさえ感じるそうだ。しかし、実際はそうでもない。自殺して発見されたときは、どのような自殺方法でもひどい状態にあるからだ。

小説などで、安らかな死に顔をしている、と物語的な描写がされるが、それはあくまでもすぐに発見された死んだ直後の話。腐敗ガスで膨らめば、いくら最後のオシャレときれいな服をまとっていた女性でも台無しだし、どんなに美しくお化粧していてもパンパンに膨れ上がった顔は赤鬼のようになって、元の面影はない。

今も昔も心中で多いのが、服毒自殺。一番手っ取り早く、楽に死ねそうだからと、睡眠薬を使う人が多いが、死ぬときの姿はよだれをたらし、目ヤニをつけるなどで、決して静かに眠っているような顔ではない。

しかも、睡眠薬を飲み慣れている人と、飲み慣れていない人とでは、死に至る時間が違う。そのため、場合によっては一方が助かり、一方が死んでしまうということもあり得る。

だからといって、首つりを図ろうものなら、よだれと鼻血をたらし、下半身は糞尿まみれになっている。しかもすぐに死ねるとは限らない。仮にすぐに助けられたとしても、その時点で脳の神経細胞は破壊され、あとには重い後遺症が残り、植物人間となってしまう。

入水自殺の場合は、荒波で岩肌に叩きつけられて顔が砕け、あるいは魚に全身を突かれて無残な姿にされてしまう。

昨今では、車の排気ガスや練炭を車内に取り入れて、集団自殺するということも多いが、肌の色がまったく違ってしまうので、発見されたときの姿は実に不気味だ。一酸化炭素中毒で死ぬと、死斑《しはん》がピンク色になるからである。

心中といっても、しょせんは自殺死体であり、死んだときの状態はみな同じ。決して心中という言葉だけに惑わされてはいけない。

第三章
意外な死の真相

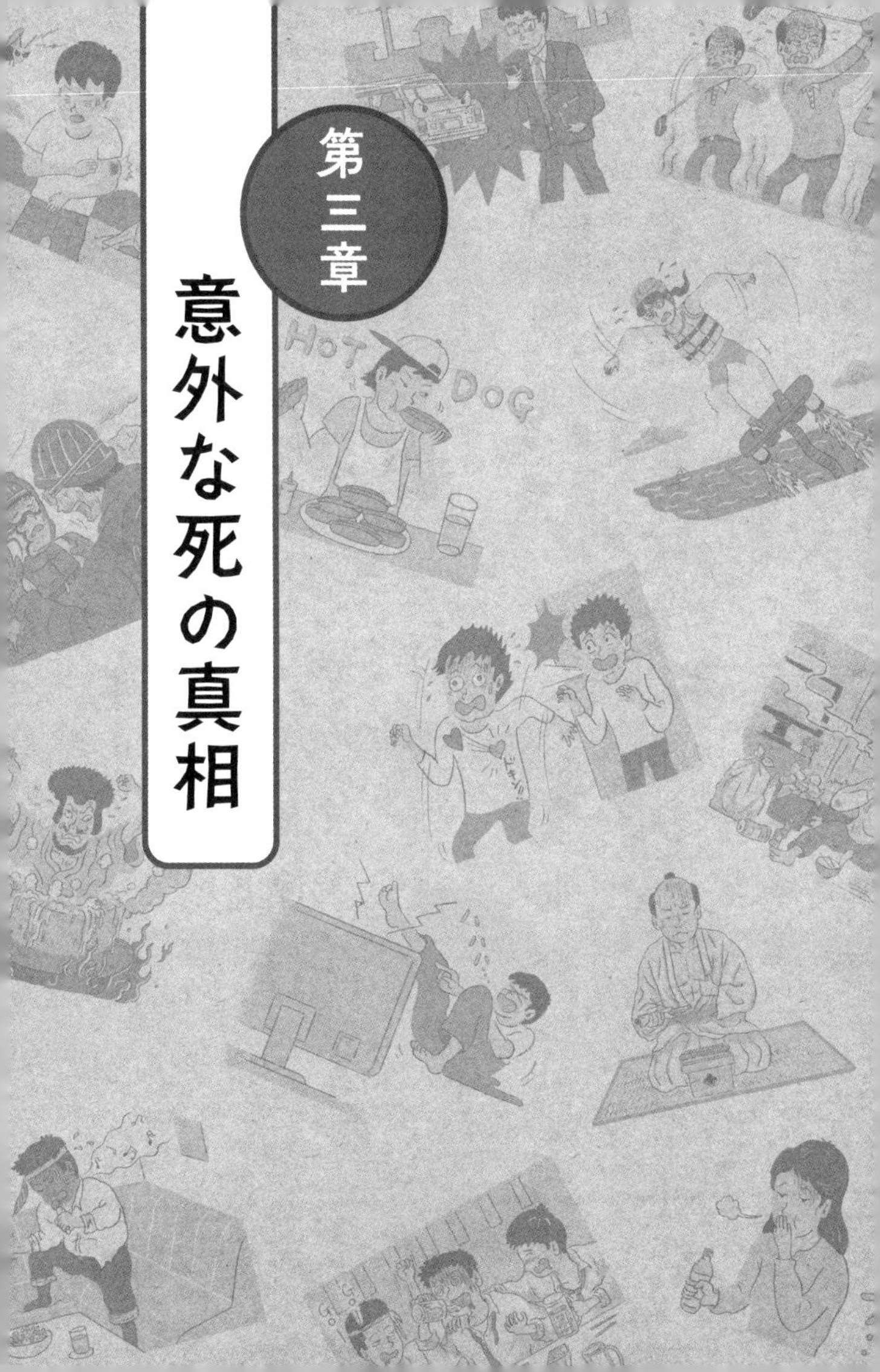

水に落ちても人は死ぬのか
――水面がコンクリートに変わる

高層ビルから落ちると、人は必ず死ぬ。それがわかっているから、飛び降り自殺は絶えることがない。

もちろん、その死体はかなり無残だ。固い地面の上に激しく叩きつけられるため、見た目は五体きちんとそろっていても、体の中の内臓や骨はシェイクされた状態になっている。抱き起こそうとしても、フニャフニャになっていて、まるで糸の切れた操り人形のようだ。

では、コンクリートのように固くない水面に落ちたときはどうだろうか？

あいにくだが、一〇階建てのビルの屋上くらいから落ちてしまえば、たとえそこにプールの水があったとしても、助からないだろう。

やはりコンクリートに叩きつけられたのと、同じような衝撃が起こる。高い断崖

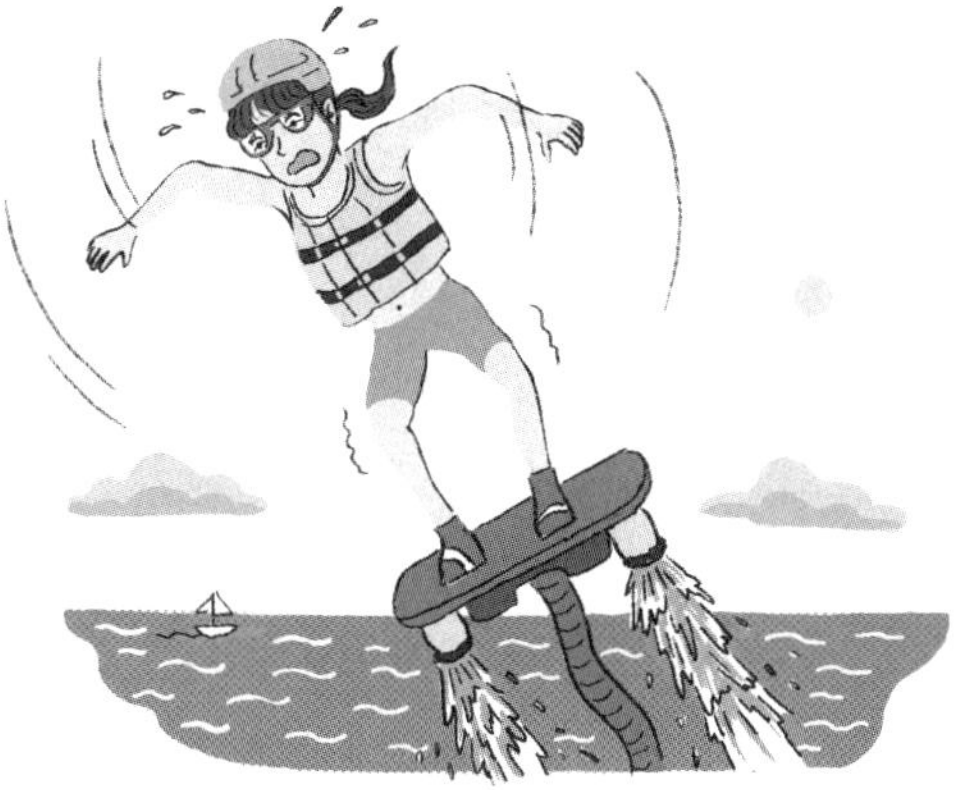

絶壁から海に飛び込んでも同じことだ。

普通のプールで、プールサイドから飛び込んだときでも、腹から落ちるとかなり痛い。たった一メートルの高さでさえ相当な痛みが起こる。ならば、それ以上の高さとなれば、どれほどのものか容易に想像がつくと思う。

一般的に三〇メートル以上の高さから落ちると、水面はもう水という感覚ではなくなってくる。落下によって大きなG（重量の加速度）がかかるからである。

くれぐれも水は安心だと思って、安易に高いところから飛び込まないように。

なぜ泳げる人でも溺れるのか
――水の中で方向がわからなくなる

以前は、どんなグッドスイマーでも、ベテランダイバーでも、溺れて死ぬと、みな心臓麻痺で片づけられていた。それで世間も納得していた。しかし、溺死に限らず、死亡した人はみな心臓麻痺を起こしているものである。

実は心臓麻痺以外にも、脳麻痺や呼吸麻痺があったはずなのだが、それらを死因としていない。死亡した人は心臓麻痺、呼吸麻痺、脳麻痺が起きているのだから、この三つの麻痺は死因ではなく、むしろこの三つの麻痺を起こさせた原因・病気（疾患）が、本当の死因なのである。

溺死体を多く解剖していくうちに、共通する一つの症状があることに気がついた。それは耳の奥に出血があるということだった。

出血していたのは、三半規管を取り囲む錐体《すいたい》という骨だ。骨も出血するのである。

これを割ってみると、軽石のように多くの穴があいており、その内側には粘膜がおおっている。粘膜の中には毛細血管があり、これが出血していたのである。そこで、私はこの症状を錐体内出血と名づけた。

では、なぜこのような症状が起きたのかを説明しよう。

スピードを出して列車がトンネルの中に入ると、乗っている乗客には強い外圧がかかって耳がキーンとなる。誰でも一度は経験があるだろう。

これは鼓膜が内側にへこんだことによって起こる現象だ。それを直すためには嚥下運動といって、ツバを飲み込めばいい。

鼓膜の裏側には、鼻の奥から耳管という細いパイプが通じており、ここにはボールペンの芯ほどの細い管になっている。普通は粘膜でつぶれているのだが、嚥下運動で〝ごっくん〟とつばを飲み込むと耳管が開いて空気を入れてくれる。すると内側にへこんだ鼓膜を元に戻してくれるので、異常感が取れるというわけだ。

それを今度は水中に置き換えてみよう。ボートが転覆して、水の中に落ちてしまうと、人は突然の出来事にあわてふためき、鼻や口から水を飲み込んでしまう。また、ふだん泳いでいるときでも、鼻から水を吸い込んでしまうことがある。

鼻から入った水は、耳管の中に入っていきやすい。耳管は細いパイプのため、ここに水の栓ができてしまう。そこで無意識に嚥下運動を繰り返すと、水の栓が耳管の中でピストン運動を始めることになる。

そうすると錐体という骨のまわりは空気でつながっているため、ここに陰圧・陽圧が繰り返されてしまう。その結果、陰圧によって錐体の中のオブラートのような粘膜と毛細血管がバリバリと剥がれて出血を起こす。これが錐体内出血だ。

出血が起きると、三半規管はうまく働かなくなる。意識はあるのだが、自分はどこを向いているのかわからなくなり平衡感覚を失う。逆立ちしているのか、横を向いているのか、立っているのか、しゃがんでいるのか、何がなんだかわからない状態になる。こうなってしまうと、いかに泳ぎのうまい人でさえ、背の立つほどの浅瀬でも溺れてしまう。

泳げる人の場合に起きる溺死は、呼吸のタイミングを誤って鼻から水を吸い込んでしまい、呼吸運動を繰り返すことで錐体内に出血を起こす。そして、三半規管の機能が徐々に低下し、その結果溺れてしまうのである。どんなに泳ぎがうまくても、平衡感覚が失われれば溺れる。これが溺死の誘因だったのである。

今でも、溺死は心臓麻痺だと思っている人が圧倒的に多い。しかし、注意するのは心臓だけではない。いくら念入りに準備体操をしていても、泳いでいるときにも気をつけなければならないことがある。

基本的には、鼻から水を吸い込まなければいい。泳ぐときに、常に「空気を口から吸って、鼻から出す」という呼吸法を身につけておけば大丈夫だろう。

私はこの錐体内出血を学説として発表したが、海女さんなどは以前からそうならない秘訣を経験で知っていたようだ。よく「耳抜きをする」というが、それである。

水の中で五、六メートルも潜れば、水圧で鼓膜が中にへこんでしまう。そのまま放置して潜り続ければ鼓膜が破れ、めまいを起こして溺れてしまう。そこで耳がおかしくなったと思ったら耳管から空気を送り、へこんだ鼓膜を元に戻してやるのだ。それでまた、深く潜ることができる。海女さんだけでなく、ダイビングをやる人はみな、この耳抜きを知っている。

溺死は偽装できるのか
——体内に多量のプランクトンが残る

水死者を解剖するときに、体内のプランクトンの有無を調べる。なぜならば、生きているときに溺れたのなら肺に水が入り、その水の中にいるプランクトンが血管に吸収されて体中を回り、肝臓や腎臓に多く溜まっているからだ。

しかし、死後に水の中に入れられた場合は、水が肺に流入しても、血管はプランクトンを吸収しない。それによって本当に溺れたのか、溺死したように見せた偽装殺人だったのかがわかる。

この話は、昨今の監察医のドラマや本などで扱われているので、結構知っている人も多いようだ。しかし、にわか仕込みの知識のため勘違いしている人も多い。

一番多いのが、「プランクトンは海や川にしかいない」と思っている点だ。

実は、プランクトンは家庭の水道水にもいるのである。生きたままではなく、死骸としてだ。

また、家の中の空気中にもいる。なぜなら、コンクリートの家を作るときに、河原から砂利や砂を持ってきているからだ。

さらに、食卓で出された焼き魚や刺身、貝の味噌汁といった魚介類にもプランクトンの死骸は含まれており、それが床に落ちてしばらくして乾き、人の歩く風圧で部屋中を浮遊するからである。するとどうなるか？　人はそれを吸ってしまい知らないうちに肝臓に溜めていることになる。

つまり溺死しなくても、海に行かなくても、体内にはプランクトンの死骸があるということだ。だから脳溢血で倒れて畳の上で死んでも、体内からプランクトンは検出されるのである。

もちろん、これらの場合は量が少ないため溺死の診断は下されない。本当に溺死した場合は、大量に検出されるからだ。

なぜ毒を飲んだら喉を押さえるのか

——青酸カリは呼吸ができなくなる

映画やテレビのサスペンスドラマでは、毒を飲まされた人は喉を押さえて苦しがっている。なぜ喉なのかを考えたことはあるだろうか？

胃の中で毒が溶ければ、腹を押さえてもいいではないか。神経をやられる毒なら、どこかが痙攣したり、頭痛で頭を押さえたりするのではないか。

しかし、毒殺シーンではみな喉を押さえており、たいていの人はそれが当たり前のように思っている。喉が焼けるように熱いので、苦しがっているのだろうと思っているようだ。ところが、そうではない。

たとえば、毒薬として有名な青酸カリは、呼吸酵素を壊すという作用をする。この酵素の働きは、呼吸のとき、肺に吸い込んだ酸素を赤血球と合体させるという仲介役を果たしている。

酸素が体の隅々に行って各細胞に酸素を与えると、筋肉の場合は伸び縮みをしてエネルギーを出すようになり、そこに排気ガスとして二酸化炭素が発生し、静脈に吸収されて肺に行き、そこから外に吐き出されていく。つまり、呼吸というのはこの循環であり、そのために必要なのが呼吸酵素なのである。

ところが、その酵素を壊されてしまうと、酸素と赤血球が合体しないだけでなく、二酸化炭素を吐き出すこともできなくなる。呼吸をしていないのと同じ状況だ。

肺では一生懸命に呼吸の動作をしているのだが、実際には酸素を取り込めていないし、二酸化炭素を吐き出していない。つまり、体の内部の呼吸、いわゆるガス交換のできない内窒息（首を絞められた場合は外窒息という）というかたちになってしまうのである。そのために、苦しくて喉を押さえてもがき苦しんでいるというわけだ。

ドラマで俳優が喉を押さえて死んでいくのは、毒薬として最も有名な青酸カリのイメージが強いからではないだろうか。

ところで、もし青酸カリを吸ったり飲んだりしたら、治療の施しようはない。できることといえば、大急ぎで血液を全部捨て、新しい血液を入れるという全血交換をやらなければ助からない。ただ、たとえ助かったとしても、後遺症が残ってしまうだろう。

手刀で首の骨を折れるのか
――階段から落ちるときも首には注意

アクション映画や漫画の格闘シーンで、相手の首に手刀を当てて首の骨を折るというシーンがある。

あるいは、階段から落ちて、首の骨を折って死亡したという事故のニュースを耳にする。

腕を骨折しても、あばら骨を骨折しても死ぬことはなく、何カ月かで治る。しかしなぜ、首の骨折は死につながるのだろうか？

それは、首の骨の中に脊髄《せきずい》が通っているからだ。脳からつながっている脊髄が損傷を受けると首から下が麻痺してしまう。それだけに頸椎を骨折するなどで大きなダメージを受ければ、人は心臓も呼吸もあっけなく止まってしまう。これを頸椎骨折脊髄損傷という。

普通の人に首の後ろを叩かれたくらいでは骨は折れないが、空手の有段者が本気で手刀をおろしてきたときは危ない。それによって首の骨が折れれば、頸髄損傷を起こして急死する。漫画などで、首を素手で打たれてあっさり死ぬというシーンは、あながち嘘ではないということだ。鶏の首をひねって殺すのも、この頸髄損傷なのである。

首の骨を折る危険性は、何も格闘がらみばかりではない。階段を転げ落ちるときも危ない。足を踏み外して頭から落ち、首に全体重が乗って直角に曲がってしまうような落ち方をしたら、まず助からない。落ちるときの階段の高さよりも、落ち方によって命が左右されるというわけだ。

スポーツの世界では、競輪の選手が危険と背中合わせだといっていい。すり鉢状のコースで転倒しようものなら、首に体重が乗ってねじられてしまい、骨折する危険性が非常に高い。本当ならヘルメットで頭を守るだけでなく、首も守ってほしいところだ。

紙は包丁代わりの凶器になるのか
――紙で指先を切るととても痛いが……

ペラペラの一枚の紙が鋭い凶器になることがある。紙で指先をスパッと切った経験が、誰にも一度はあるはずだ。そのときの痛みは尋常ではない。なぜ紙ごときで、しかもわずか三～五ミリほどの傷であれほどの痛さがあるのだろうか？

それは、指先には細かい神経が集まっていて、ほかの箇所より敏感になっているからだ。これが別の箇所だと、血は出ても指先ほどの痛みはないはずだ。たまたま紙で切りやすいのが、敏感な指だから、〝尋常でない痛み〟と思うのである。どれほど痛くても、それほど深く切れるわけではない。ましてや、普通の紙一枚で、指を切断することなどできない。

では、紙で頸動脈や手首の静脈を切り裂こうとしたらどうだろうか？

切れて血が出るところまではいくが、ただ痛いだけで、切断するまではいかない。それは表面しか切れないからだ。刃物のように深く入り込むことは、紙には無理だ。仮に深く入ったとしても、組織液に触れ、あるいは血管が切れれば血液が付着するので、紙は固いままではいられない。

また、体の表面の皮膚は張った状態になっているので、紙でも切れやすいが、内部の筋肉は緩んだりする弾力性があるので、紙の固さでは深く入っていけない。だから、表面は切れるが、深くは切れないのだ。

あまりの痛さに刃物代わりになるのでは、と思う人がいるだろうが、それはあくまでも指の痛さが強烈過ぎるために起きる錯覚に過ぎない。骨は硬いので、紙程度では切ることができない。しょせん紙が切れるのは皮膚の表面だけである。

切腹で死ねるのか

――苦しみが長く続くだけ

時代劇や歴史ドラマを見ていると、切腹シーンに出くわすことは珍しくない。

実は、切腹しても、すぐに死ねるものではない。背骨の脇を通っている太い血管、腹部大動脈を切断すれば死んでしまうが、正面から切るにはかなり奥にある。むしろ背中から切ったほうが早いだろう。腹部大動脈を切れば、大量に出血して確実に死ぬ。

そうしたことを知らない普通の人が切腹しても、浅くしか刺さないだろうから、すぐには死なない。そのときは、ただ腹の傷が痛いだけで、結局は腸に穴が開いて急性腹膜炎を起こし、二、三日後に死ぬことになる。

だからこそ、昔は介錯人がいて、切腹するとすぐに首を切り落としていたのだ。そうしなければいつまでも激しい痛みが続くだけで、なかなか死ねなかったからで

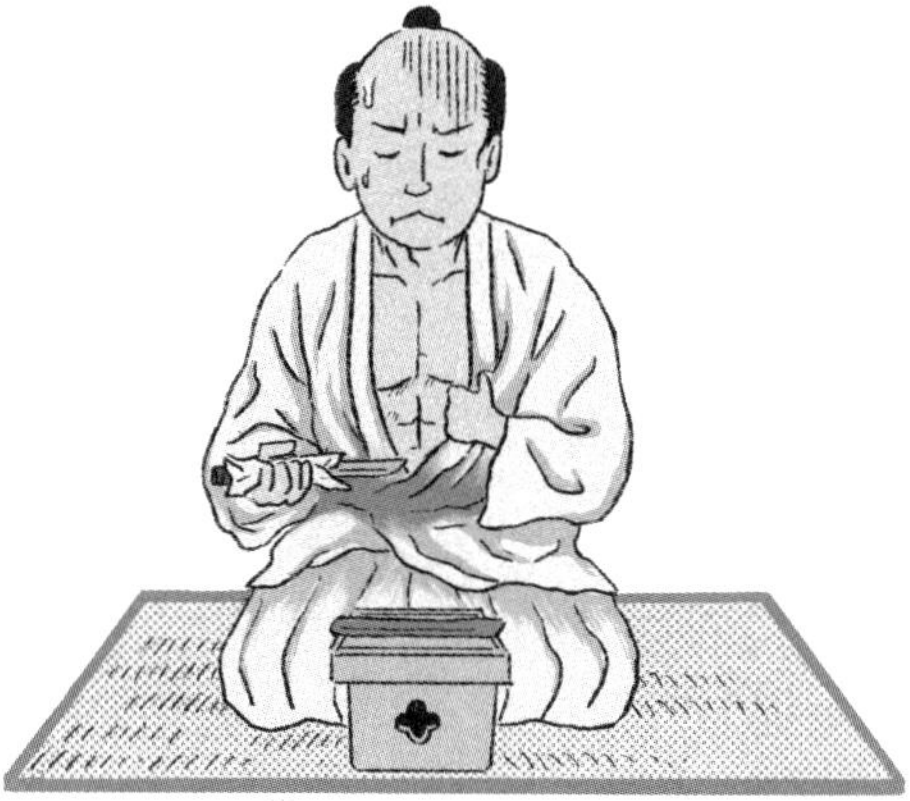

ある。

また、中途半端に浅い切腹をした場合、腸自体に傷がついていなくても、やはり危険は伴う。

というのも、傷口から腸が体の外に飛び出してくるため、雑菌がそこにたくさんついてしまい、あわてて腹の中に押し込めようものなら、雑菌も一緒になって体の中に入ってしまうことになるからである。そうなれば、それもまた長く苦しい痛みが続く。

刀で斬られたら即死するのか
——痛さでのたうち回るのが実態

時代劇で、主人公がバッタバッタと悪人を斬り倒していく。また、戦国物の合戦シーンでは、多くの足軽などが互いに斬り合って死体の山が築かれていく。

しかし、みなさんは疑問を持ったことがないだろうか？　刀で斬られた人が、たった一太刀で息絶えピクリとも動かないことに。本当は痛さのためにのたうちまわり、悲痛な声をあげ続けるのではないかと。

実際は痛さに悶え苦しむのが普通である。もちろん心臓を切られた、もしくは突かれたというように、一太刀で致命傷を負えば別だ。あるいは、頸動脈を斬られたりすれば、激しく血が噴き出して死んでしまう。しかし、時代劇のようにあっさり斬られたくらいでは即死などしない。

斬られて死ぬ場合は、だいたいが出血死であろう。あとは腹を切ったり、突かれたりしたときに、腸内容物が腹腔内に漏れて急性腹膜炎を起こすものだ。腸内容物とはその中身、つまり大便が体内に漏れると、人は二、三日後に急性腹膜炎を起こして死ぬのである。

舌を噛み切れば死ぬのか
――ただ痛いだけの自傷行為

舌を噛み切って自決する。アクション映画や時代劇で、スパイや忍者が捕まったときに見られる自決の方法だ。しかし、実際はそう簡単に死ねるものではない。

また、捕まった犯人が舌を噛んで自殺を図ったという話は聞くが、実際に死んだという事例を扱ったことはない。

そもそも、なぜ舌を噛み切ったら死ぬのかという、その理由を知らない人が多いようだ。

もし、死んでしまうとしたら、舌を噛み切ったことによって出血が起こり、その血が気管のほうに吸い込まれたときだ。血は気管の中で凝固するので、それが詰まったときに窒息死することになる。しかし、すぐに血を吐き出してしまえば大丈夫である。

誤って噛み切ってしまった場合でも、あわてずに血を外へ吐き出すようにすればいい。あまりの痛さに気が動転するかもしれないが、舌を噛み切ったくらいでは死なない、ということを理解しておけば冷静に対処できる。出血多量で死ぬ、ということもないので心配はいらない。

ただ、噛めば、舌が痙攣収縮して気道をふさぐので死ぬ、と説明する人もいるが、そうしたケースを見たことはない。

忍者などがそのような自決行為をとったのは、死ぬチャンスが舌を噛むという方法しかなかったからだろう。しかしながら、それはただ痛いだけであり、死ぬほどの出血はしない。そもそも舌の粘膜は包帯できない場所だ。当然、薬もたくさん塗れない。だが、そのような箇所は強い回復力を持っている。だから、舌を噛み切っても大丈夫なのである。

なぜ凍死者は裸で発見されるのか
――死期が近づくと暑く感じる？

明治時代、当時の軍隊が八甲田山で雪中行軍《せつちゆうこうぐん》を行なったのだが、猛吹雪のために多くの兵隊が遭難死した。ところが、零下を下回る寒中にもかかわらず、発見された凍死者の中には服を脱ぎ捨て、裸になっていた者がいた。服を脱がされたのではなく、自分で脱いだのである。

寒い中にいれば着込むはずなのに、なぜわざわざ脱いでしまったのだろうか？　精神が錯乱状態を起こした……、といえば納得できそうだが、実はそうではない。

人間が生きているときの体温を、およそ三七度とする。夏に気温が三〇度に達すると、その温度差は七度。三〇度を超すと、ますます温度差は縮まって、暑く感じるのである。

ところが、真冬になって気温が零度まで下がると、気温と体温の温度差は三七度にもなる。

この外気温と体温の差が小さければ暑く感じ、大きければ寒く感じるのである。

わかりやすく説明するために、風邪をひいたときの症状でたとえてみよう。

風邪による発熱のときに起こる悪寒を思い出してほしい。体から熱を出しているのだから、相当に暑く感じるはずだ。しかし、症状が悪くなり、四〇度の高熱が出たとしたら、ひどい寒気に襲われる。

逆に熱が下がってきたときは、それまでよりも寒く感じてもおかしくないはずだ。ところが実際には汗をかいている。

風邪をひいたときに汗をかくといい、といわれるのはこのことで、熱が下がって治りつつあることを表しているわけだ。

このように、体温が上がると外気温との差が大きくなるので寒く感じ、熱が下がると外気温との差が小さくなるので暑く感じるのである。

そう考えると、なぜ凍死者が脱いでしまうのかがわかる。三七度の体温の人が零度の外気温の中にいると、その差は三七度。もちろん寒く感じる。

ところが、この人が凍死状態になり、体温が三〇度まで下がると、外気温との差は先ほどより小さくなる。そのため、暑く感じるようになり、汗が噴き出してくるので、服を脱いでしまうのである。

しかし実際は、寒いのに暑く感じるということは、死が近いことを意味している。これは凍死者に限らない。重い病気などで死ぬ直前の人も同様だ。体温が三四度くらいに下がり始めると、体はとても冷たいにもかかわらず、本人は暑いと感じながら死んでいく。

だから、雪山での遭難で助かるためには、外気温から身を守るために、どんなに暑く感じても、さらに着込むことである。そうして、体温の降下を防がなければならない。

ただし、これは私独自の考え方であり、説明である。医学の教科書には、そのようなことは書かれていない。

生理学的には、脳の中にある温度を調節する温熱中枢がなんらかの原因で高温にセットされ、そのとき体温はまだ三七度と低いために、体温調節中枢は熱の放射を防ぎ、体温の産生を高めて体温を上昇させるとしている。これが血管の収縮、鳥肌、震え……、つまり悪寒であり、熱が下がるのは、その逆であると説明している。だが、そのような説明では具体性がなく、意味もわからない。

さて、私の説明を読んだ読者の方々はどう思われただろうか？

笑い死にはあり得るのか

――病気の人は笑い過ぎないほうがいい

「笑い死ぬ」という言葉がある。それは実際にあることなのだろうか？　実際にあるかどうかはわからないが、あり得ることだろうと思う。

そう考えられる原因はある。それは異常な呼吸が続いたときだ。

笑い過ぎると、呼吸ができなくなることがある。笑い転げながら、よく「苦しい！」と言っている人がいるが、それは正常な呼吸が行なわれていないからだ。そ

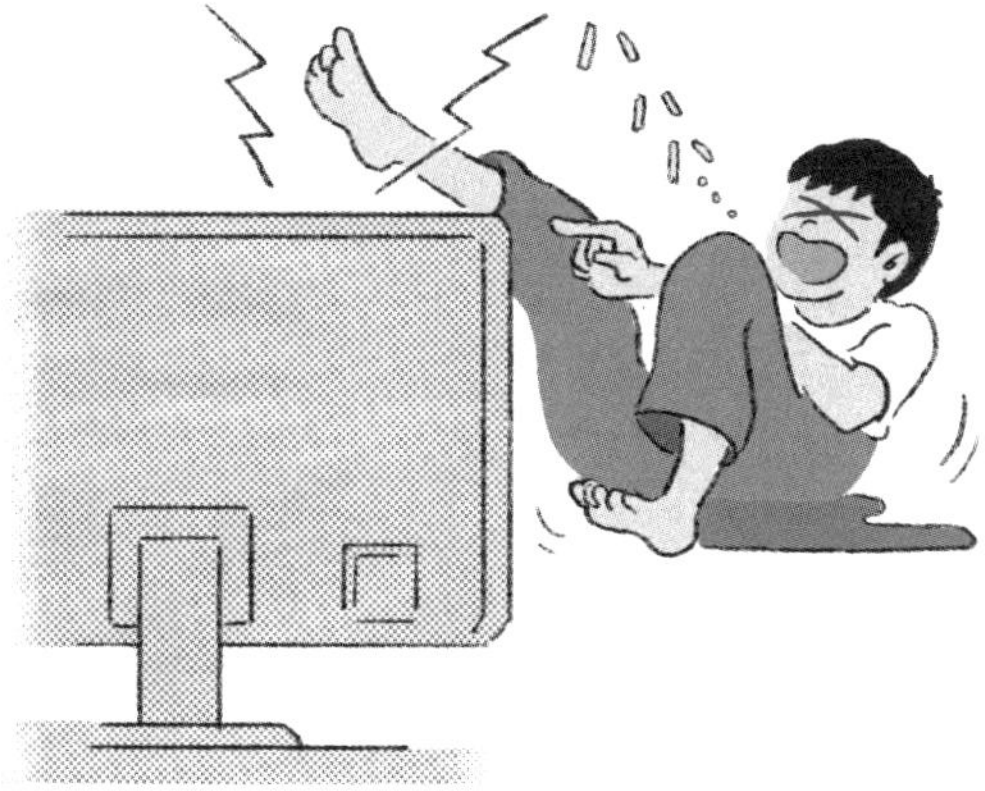

のときは、乱れて異常な呼吸のしかたになっているのである。
笑い続けるというのは声を出すということだから、その間ずっと息を出し続けていることになる。
そのため吸い込む量が少なくなり、息苦しさを感じるのである。
しかし、実際のところ、健康な人がそれで死ぬことはまずない。いくら吐き出す量が多くとも、少しは吸い込んでいるからだ。体の中にほかの病気を誘発するような要因がない限りは大丈夫だろう。

笑い顔のまま死ぬ人はいるのか
――恐怖で引きつった死に顔はあり得る⁉

死ぬと神経が麻痺してしまうので、死の直前に、どんなに怒っていても笑っていても、ふだん寝ているような顔……、つまり無表情な顔に戻ってしまう。葬式などで「穏やかな死に顔でした」というような言葉をときどき耳にするが、まさしくそのとおりだ。

実際に私は多くの検死をしてきたが、いまだかつて笑った顔の死体にお目にかかったことはない。

ただ、例外もあり得る。ホラー映画の『リング』では、恐怖に引きつった顔で死ぬというシーンがあるが、あれはないこともない。

というのも、顔の筋肉が疲労した状態で死ねば、そのままの表情で死ぬこともあり得るからだ。引きつった顔が一瞬ではなく、何かの理由で長く強く続いて、そのまま顔の筋肉が疲労した場合である。

なぜそういうことが起きるのか？　それは死体硬直しているからだ、死体硬直は疲れた筋肉から強く早く始まる。

だから、仮に怒った状態が長く続いて、筋肉が疲労していれば、怒った死に顔になっているだろう。とはいっても、顔の筋肉が疲労するというのはなかなかないので、あくまでもそうなる可能性があるということだ。

もしも、講演などで長く話をしていた人が、その場で突然死んだとしよう。そうすると顎の関節はいち早く固くなって、顎が固まった独特な表情になっているかもしれない。

また、激しい怒りでケンカをして殴り合っているときに突然死すれば、怒った表情になっているかもしれないのだ。

ただし、笑っている場合はあまり筋肉疲労をしない。だから、たとえ笑い死にしたとしても、そのままの表情での死に顔というのはないだろう。

どうして海水は飲めないのか

——海にいるのに水分がなくて死ぬ

人間は水がなければ生きられない。ならば、たとえば海で遭難したとき、しょっぱくても少々我慢して海水を飲めばいいのではないか？　一度はそう思ったことがないだろうか。

しかし、海水には塩分が多く含まれていて、人間は海水を飲むと脱水症状を起こしてしまうのである。つまり、海水を飲むということは、塩を多く舐めたのと同じことになるのだ。

では、なぜ塩を摂り過ぎると脱水症状を起こすのか？

塩でも砂糖でも、そのまま外に出したままにしておくと、潮解《ちょうかい》といって水分を呼び込んで水溶液状態になる現象が起きる。

玄関や仏壇に置いてあった塩盛りが、いつの間にか水分を含んでベタベタになっていたというのを見たことがあるだろうと思う。それと同じ状態が、体の中に起きるのだ。

体内に塩を多く摂り込み過ぎると、それを中和するために体内の組織の水分が血管に吸収されていくのである。

甘いものやしょっぱいものを食べ過ぎると喉が渇くというのは、体内の水分が血管に吸収され、中和させて薄くさせようとしているためだ。

つまり、脱水を起こすというのはそういうことであり、塩分を一度に摂り過ぎると、やがて人間の体は危険な状態になってくる。実際に、幼児が塩を食べ過ぎて死亡した事例もあった。そもそも幼児は発汗機能が非常に低いため、意図的に塩分を摂取する必要はない。

飲料水も食べ物もなく海で遭難したら、いくらまわりは水に囲まれていても、雨が降らない限り水分不足で命に危険が迫るのである。

急所攻撃で死ぬのか
——ショック死の可能性はある

睾丸《こうがん》を強打したときの痛さは、男にしかわからない。まさに死ぬかと思うほどの痛みだ。だが、まさかではなく、本当に死ぬことがある。実際、ケンカで睾丸を蹴られて死亡した事例もある。

この死因は神経性ショックだ。あまりにも壮絶な痛みで神経性ショックを起こして、心臓が止まってしまうのだ。陰嚢《いんのう》の中にある睾丸がつぶれようがつぶれまいが、そんなことは関係ない。蹴られることによって強い衝撃が走ると、神経性ショックを起こして、心機能が停止するのである。

正面から蹴られるぶんには陰茎がクッションになってくれるからいいが、革靴で下からもろに蹴り上げられるとショックを起こす。たいていの場合は気絶するくらいだろうが、まれに死ぬこともあるのだ。

短気は早死にするのか

――怒り過ぎるのもほどほどに

血圧というのは日常生活において頻繁に上下している。食事をした後、運動をした後、好きな人に会ったときなどだ。当然、怒ったときにも血圧はかなり上昇する。そのため高血圧の人や心臓疾患などを持っている人は、心臓発作や脳出血を起こす危険性がある。血管がもろくなっている人だと、カーッとなった瞬間に、その箇所がパチンと破れてしまう可能性はかなり高い。

しかし、若い人や健康な人だとそのようなことはない。確かに血圧の変動は激しいのだが、体がそれに対応できるから心配はない。

それでも正常でない血圧の変動は、精神的にも、肉体的にもいいとはいえないので、短気が損気であることに変わりはない。

年をとると血圧が上がりやすい状態になる。突然死することもなく、いつまでも健康で長生きしたければ、ふだんから激しい怒りは抑えるように心がけることだ。

ヒ素中毒とは何なのか
――中世から使われた「毒薬の王様」

一九九八年に起こった和歌山カレー事件は、ヒ素の危険性を改めて多くの人に知らしめた。

ヒ素の特徴は、体に蓄積される物質であるということ。ところが、髪の毛や骨などに蓄積されていくので、微量に与えられた場合、すぐに症状が出るわけではない。なんの反応も起こらないので、体に入っているのかどうかさえわからない。

食べ物に混ぜられても、無色・無臭で刺激性はないので、少しも違和感なく食べてしまう。しかし、それを一カ月、二カ月と続けていれば、確実に体に蓄積されていき、やがてヒ素中毒を起こす。

その症状は、腎臓の機能がだめになったり、多臓器不全になったりというかたちで出る。そして、体は衰弱して、まるで自然死のようにして死んでいく。

微量の摂取だと徐々にそうなっていくが、大量に摂取した場合は下痢をしたり、嘔吐したりして、急性中毒症で心臓が止まる場合もある。

その昔、ヒ素は「毒薬の王様」といわれ、中世のヨーロッパでも使われていたという。大量に投与すれば、すぐに苦しみだすので殺人だとわかってしまうが、少量ずつ連続して投与して殺せば、殺人だとはわからない。当時は微量のヒ素を検出する技術もなかったので、最も手頃な毒薬として使用されていたそうだ。

もちろん、現在は微量のヒ素でも検出できる分析技術があるし、体に蓄積するというヒ素の特徴によって、すぐに原因が判明してしまう。

人はニオイで死ぬのか

——ニオイは慣れるから危険

ニオイというのは、それを生み出すさまざまな物質に含まれているニオイの分子が、ガス状の微粒子となって蒸発し、空気中に漂っているものだ。つまりニオイとは物質であり、それが嗅細胞《きゅうさいぼう》の嗅覚受容器を刺激することで生み出される感覚なのである。

そのニオイの中に特殊な成分が含まれていれば、中毒を起こすことはあるだろう。実際、部屋で飼っていたオウムとイタチの糞尿が発するアンモニアガスで、男性が中毒死した事例がベルギーであった。また、猛毒ガスのニオイなら、心臓が止まったり、呼吸が止まったりする。

しかし、ただ強烈にくさいというだけの通常の異臭だと死ぬことはない。どんなにくさいニオイをかがされても、精神錯乱を起こすまでには至らず、鼻がきかなくなってしまう。強烈過ぎると、麻痺するのだ。

たとえば、ボクシングの試合で、ボクサーがラウンドの途中のインターバルのときに、セコンドからアンモニアをかがされる。その刺激臭によって、一瞬にしてはっきりとした意識を取り戻すのだが、それを何度も繰り返していくとニオイの感覚が麻痺して、何も感じなくなってしまう。それと同じだ。

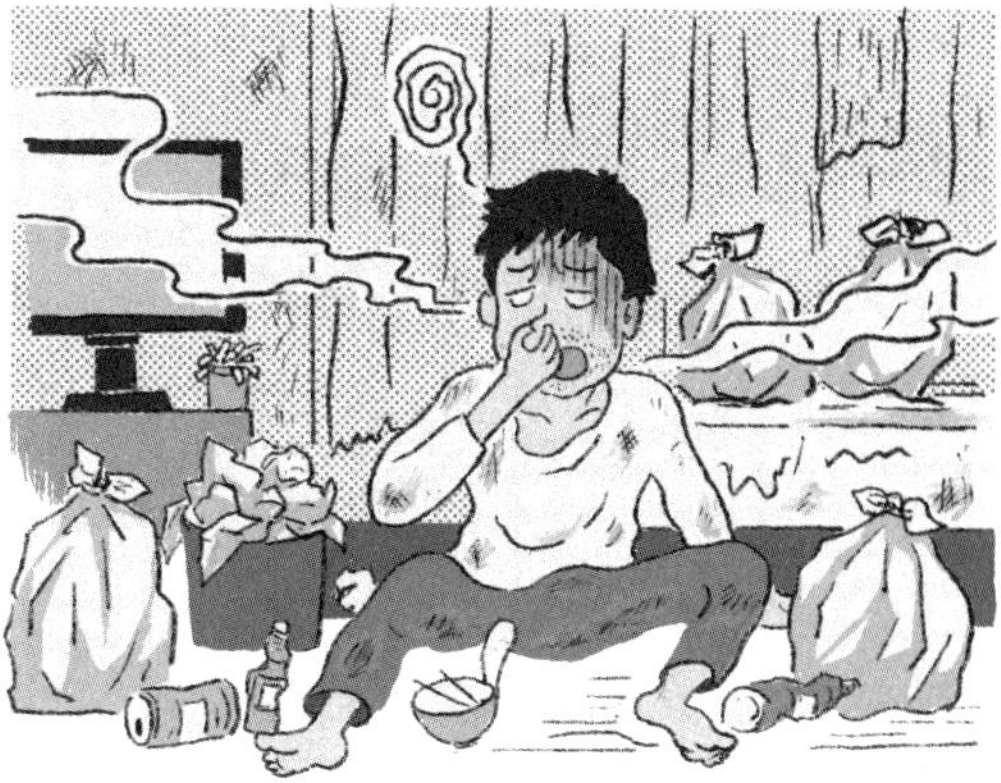

しかし、それはまた〝麻痺〟というよりも、〝慣れ〟という言い方もできる。人間はどんなに悪臭のするところにいても、しばらくすればニオイがわからなくなってくるからだ。それでいて、同じ場所で違うニオイが発生すると、すぐにくさいと感じることができる。

だから、直接ニオイで死ぬということはないが、ガス漏れのニオイに慣れてしまった場合は危険だ。大変なことが起きているのに気づかないまま、ガス中毒にかかったり、ガス爆発を引き起こしたりして命を落とす危険性もあり得る。

なぜ死亡確認で目に光を当てるのか
――瞳孔は自動的に動く筋肉

瞳孔は暗いところに行くと開き、明るいところへ行くと縮む。これをオートマチックに行ない、網膜に一定の光を与えるようにしている。

この動きは自律神経が支配しているため、人が死ぬと瞳孔は開きっぱなしになるのだ。これは、完全に脳が麻痺したという証でもある。

テレビドラマなどで、医者が倒れた人の目にライトの光を当てる、というシーンを目にする。あれは生きていれば、光によってオートマチックに瞳孔が縮むため、開いたままなら死んだということが確認できるからだ。

ついでながら、オートマチックに動いているのは瞳孔だけではない。膀胱括約筋《ぼうこうかつやくきん》と肛門括約筋《こうもんかつやくきん》もそうだ。だから生きているときは、肛門に力を入れなくても自然に閉じているし、尿も漏らすことなく生活できるのである。だが、内容物が入っていると、死んだとたんに漏れ出てしまう。

どうして死体硬直は起こるのか

——タンパク質が固くなる化学反応

人は死ぬと死体硬直が起こる。このことは多くの人が知っている。

だが、どうして死体硬直が起こるのか、どのように固くなっていくのか、どこから固くなっていくのかについては、ほとんどの人が理解していないはずだ。そこでまず、死体硬直のメカニズムから説明していこう。

死体硬直は、簡単にいえば、化学反応で起きる現象だ。そもそも筋肉を構成しているのはタンパク質であるが、死ぬと体内の乳酸とATP（アデノシン三リン酸）という物質が減少する。

筋肉は酸性状態になって、ミルクに酸っぱいレモンをたらすと凝固するのと同じで、筋肉がタンパク質と乳酸とで化学反応を生じ凝固するのだ。

生きているときは、この化学反応がブロックされているが、死ぬと単純に化学反応を起こしてしまうのである。

ちなみに、乳房はミルクを出す乳腺の束であって筋肉ではないから固くならない。

筋肉の硬化は、病院のベッドなどで死んだ場合、死後二、三時間たつと徐々に始まってくる。すぐには固くならない。

ところが、スポーツをしているときや、何かほかに筋肉を使うようなことをしている最中に急死した場合は、化学反応が早く強く生じて、筋肉が瞬時に固くなってしまう。

スポーツをしている場合だけでなく、死体硬直は疲労の大きいところから始まる。歩いていた人なら脚から、手作業をしていた人なら腕からというように。その腕も、右腕だけを使っていたら、右だけが固くなっていく。

硬直の度合いは二〇時間くらいで最強度となり、死後二日もたつと腐敗が始まり、徐々に緩解していく。

硬直の強度は相当なもので、腕を曲げた状態で固まった場合、戻そうとしてもなかなかうまくいかず、かなりの力を要する。老人の死体だと、無理をすると、骨が弱いので折れてしまう。それほど固い。

だから、寝巻き姿で死んだ場合など、体を拭いて死に装束に整えようとしても硬直してしまうと困難になる。着替えさせるとしたら、死後二、三時間以内に限る。

死斑はどこに現れるのか
――時間とともに色も変化していく

人が死ぬと体に赤黒い死斑が現れる。これもたいていの人が知っていると思う。だが、その後に体は青くなり、次に赤くなっていくということはあまり知られていない。ではまず、どうして死斑が現れるのかを説明しよう。

人は死ぬと心臓が止まるので、当然血液の循環が止まる。生きているときは血液が流れているので、重力に逆らうことができるが、死んで血液の流れが止まると、血管内の血液は体の低いところに集まり、その血液が皮膚から透けて見える赤黒い血液の色を死斑という。

仰向けになって死ねば、血液は全部背中のほうに集まるので、そこに死斑が出現し、赤黒くなる。逆に、上になっているほうは血の気が引いて蒼白な色となる。うつ伏せになって死ねば、死斑は腹に出るというわけだ。

しかし、死斑は圧迫されているところ、たとえば仰向け状態にいるときの床面と密着している背中の中央やお尻には現れない。圧迫されている箇所は、静脈がつぶされて血液が流れてこないからだ。押されて血液が逃げてしまうのである。そのため圧力のかかっていない腰や首に血液が沈下して集まってくる。

この死斑は、死後一、二時間してから徐々に現れ、血液の沈下は約二〇時間で終了する。

その後、死斑が青くなる。死斑が青くなるのは、腐敗が始まり、血液が硫化水素に変化するからだ。赤血球のヘモグロビン（血色素）が、血液中のタンパク質の分解によって発生した硫化水素と結合して、青色の硫化水素ヘモグロビンになるためである。そのために体が青く変色するのである。

そのとき、まずは腹から青くなり始める。というのも、生きているときの消化液は胃腸の内容物だけを消化するが、死んでしまうと消化液は胃腸そのものも消化してしまう。これに腐敗細菌などが加わり有機物の分解が起こるので、一番最初に腐敗が始まるのは消化器系なのである。

次に、赤血球のヘモグロビンが周囲に滲み出し、徐々に全身に波及していくのである。そして、さらには筋肉の色がそのまま出てくる。筋肉の色は赤いので、当然赤みが強くなる。そして臓器の色までもが見えてくることで、赤くなるというわけだ。

死んでも髪や爪は伸びる!?
――死体の不思議①

死んでも、髪の毛や爪は伸びる。これはみなさんが一番よく耳にする現象かもしれない。死者を綺麗にするため、せっかく爪を切ってあげたのに、いつの間にか伸びていた。あるいは、髪の毛がいくぶん伸びたように見えるなどだ。

このほかにも、次のような質問を受けたことがある。

「死んだおじいさんの髭を剃ってあげたのに、二、三日たった本葬で、最後のお別れをするときに棺《ひつぎ》の蓋を開けてみたら、うっすらと髭が伸びていた。これはどういうことなんですか?」

髪の毛が伸び続けるという有名なお菊人形の話もあるから、実感として恐怖を抱く人も多いようだ。しかし、これは霊現象などではなく、しっかりと医学的に説明できることである。

これらはすべて伸びたのではなく、伸びたように見えるだけなのだ。

人の死は、呼吸、心臓、そして脳機能の停止をもっていう。しかし、前述のとおり、そのときはまだ、皮膚や筋肉などの細胞は生きていて、その後半日くらいは生きている。

それを考えれば、伸びてもおかしくないように思えるが、細胞は血液の循環がなければ新しく細胞分裂を起こさない。ということは、伸び続けるだけの新陳代謝はないということになる。

では、どういうことなのかというと、これは皮膚の乾燥によるものなのだ。

たとえば、毛髪などは皮膚の盛り上がっている部分から生えているのだが、死ぬとそのあたりの水分が蒸発してしまう。すると、盛り上がっていた部分が水分を失ってへこむ。そのへこんだぶん、毛髪が伸びたように見えてしまうのである。

切った爪が伸びるのも同様だ。乾燥して肉の部分がへこんだぶん、伸びたように見えるというわけだ。

この現象を法医学では「死後の乾燥」と呼んでいる。

遺族などは、棺の中でしばらく生きていたのではないかと心配する人もいるが、実際はそういう医学的な根拠があるのである。

魂が抜けると死体は軽くなる!?
――死体の不思議②

生前と死後の体重を量ると、死後のほうが軽くなっている。何も飲み食いしていないし、排泄もしていないから、変わるはずはないのに。

人によっては、これは魂が抜け出たからだと思っているらしい。

推理作家の山村正夫氏と対談したときにも、これと同じ話を聞いたことがある。なんでも死んだ直後に六〇キロあった体重が、数日後に再び量ったら五グラム減っていたというのだ。これは魂が昇天して抜けたぶんの重さだと。

確かに面白い発想で思わず大笑いした。しかし、これも死後の乾燥が関係している。血液循環の停止によって水分補給ができなくなると、皮膚の体表面積が大きいほど、水分は蒸発し体が乾燥していく。つまり、五グラムというのは魂の重さなどではなく、前述したのと同じように蒸発した水分量というわけだ。

ここで、五グラムという数字に惑わされてはいけない。この数字は決して一定ではない。

もし死体が、湿気が少なく、陽の当たらない風通しのいい場所に置いてあったとしたらどうなるだろう？　死体は腐らずに乾燥して、大量の水分が失われ、ミイラ化する。そのとき失われる水分は、同じ時間でも相当違う。

失われる水分は、そのときの状況で大きく違ってくるので、一概にどのくらいとはいえないのである。

死者が棺おけで甦る!?——死体の不思議③

映画や漫画のワンシーンで、葬式の最中に棺の蓋が開いて死者が起き上がってくるというのが定番としてよく使われる。実際こんな場面に遭遇したら、誰もが腰を抜かしてしまうだろう。ところが、昭和三〇年に実際、似たようなことがあったのである。

東京で亡くなった人を、故郷の新潟まで車で搬送していたときのことだった。葬儀社のワゴン車が棺を載せて一路暗い山道を走っていたのだが、ときどきギィーギィーと戸板のきしむ音が聞こえてきた。

はじめ運転手は山道の悪路のせいだと思い気にしなかったのだが、舗装された平坦な道でも音が続くため、恐る恐る棺のほうを見てみた。

するると、棺の蓋の前のほうが五センチほど盛り上がるようにして開いていたのである。まるで、中の遺体が蓋を押し上げて出てこようとしているかのように。

運転手はこわごわと蓋を取って、中をのぞいてみた。すると、そこには納棺したときの遺体とは別人のものが納められていたのである。

やせた遺体を棺の中に納めたはずなのに、そこには異常なほどに太った遺体があったのだ。しかし、それは人違いなどではなかった。間違いなく、本人の遺体だったのである。

当時は、今のようにドライアイスがなかった。そのために、死体の腐敗が進行して、体内に腐敗ガスが充満してしまったのである。そして、異常なほどに膨れ始め、合掌していた手が蓋を押し上げたというわけだったのだ。

真相を知れば、なんでもないことだが、さぞや運転手は驚いたことだろう。

火葬の途中で死体が動き出した!?
——死体の不思議④

火葬の最中に、死体が起き上がるという現象もある。

炎の熱さで、まるで死者が蘇生してもがき苦しんで起き上がってくるようだが、実は熱で筋肉が収縮して関節が屈曲するから、というのが真相だ。

この話にまつわるエピソードがある。平成八年に、首を切断されたうえ焼かれてしまった女性の死体が発見された。

首を切断したということで、その残虐性が目を引いたが、身元を隠すためのバラバラ殺人としては非常に中途半端だった。つまり、首だけを切断していたからだ。そういう意味でも特異性が注目された事件であった。

その後、逮捕された犯人の自供によると、女性を殺害後に、死体をリヤカーで空き地まで運んでいき、燃えやすい新聞紙やゴミなどで焼却を図ったとのことだった。

焼けて骨になってしまえば、その後の処理が簡単だと思ったのだろう。

ところが、骨になるまで焼き尽くす火葬場の焼却力と、そのへんのたき火とでは焼却の度合いは大違いである。そのため筋肉が残ったまま、黒色炭化状になっていたのだ。

また、初めは死体を二つ折りにたたんだ状態で運んだのだが、焼いているうちに熱による筋肉の凝固で、死体の各関節が屈曲しだした。そのため、焼死体特有のボクシング中のスタイル（闘士型）になって固まってしまったのである。

犯人はしかたなく、再び死体をリヤカーに乗せてどこかへ捨てに行こうと思ったが、逆に容積が大きくなってかさばってしまったために遺棄を断念。そこで、身元がわからないように首だけを切断して持ち帰り、焼けた胴体をそのまま放置していったのである。証拠隠滅を図った犯人にとっては、予想外の出来事だったというわけだ。

死後でも出産は始まるのか
――物理的な現象としてあり得る

棺の中に妊婦の遺体が入っていたとしよう。翌日、最後のお別れで蓋を開けたら子どもが生まれていた……、こんなことがあるのだろうか？

実は、こうしたことは本当に起きている。一般の人から見れば、「生命の神秘」「母体の驚異」という言葉で片づけられそうだが、真実はとても単純な理由によるものだった。

そもそも人間はなま物なので、死んで腐ってくると腐敗が始まる。すると腐敗ガスが溜まり、人体は破裂する寸前まで膨らんでくる。

そのように膨張してくると、口や肛門からもガスが漏れることがあり、死体が子どもを産むというのは〝体内に溜まったガスによって、胎児が押し出された〟という、単に物理的な現象なのである。

実際に私も見た事例で、このようなことがあった。

ある妊娠五カ月の妊婦が、布団の中で寝たままの姿で死亡していた。心臓疾患による病死だった。夏場だったこともあり、さらに蒸し暑い木造アパートだったために、発見されたとき、遺体はすでに腐敗し膨張状態に入っていたという。

私は翌日、検死のために現場に行ったのだが、遺体はそのままの状態で置かれていたため、腐敗は昨日以上に進んでいた。当然、膨張も昨日の比ではない。

さっそく私が遺体の着物を脱がせようとして、前をはだけたときだ。彼女の股ぐらに子猫ほどの大きさの黒褐色の塊があった。なんだと思って見てみると、死亡した胎児だったのである（臍帯《さいたい》が母体とつながったままだった）。

前日、警察官が検視したときにはいなかったということだから、腐敗が進む中で、ひと晩のあいだに産み出されたのであろう。

これは「死後の分娩」、あるいは「棺内分娩」といわれ、腹腔内や子宮に大量の腐敗ガスが発生すると、子宮が反転して死亡した胎児が娩出されるという現象なのである。

第四章 死の医学

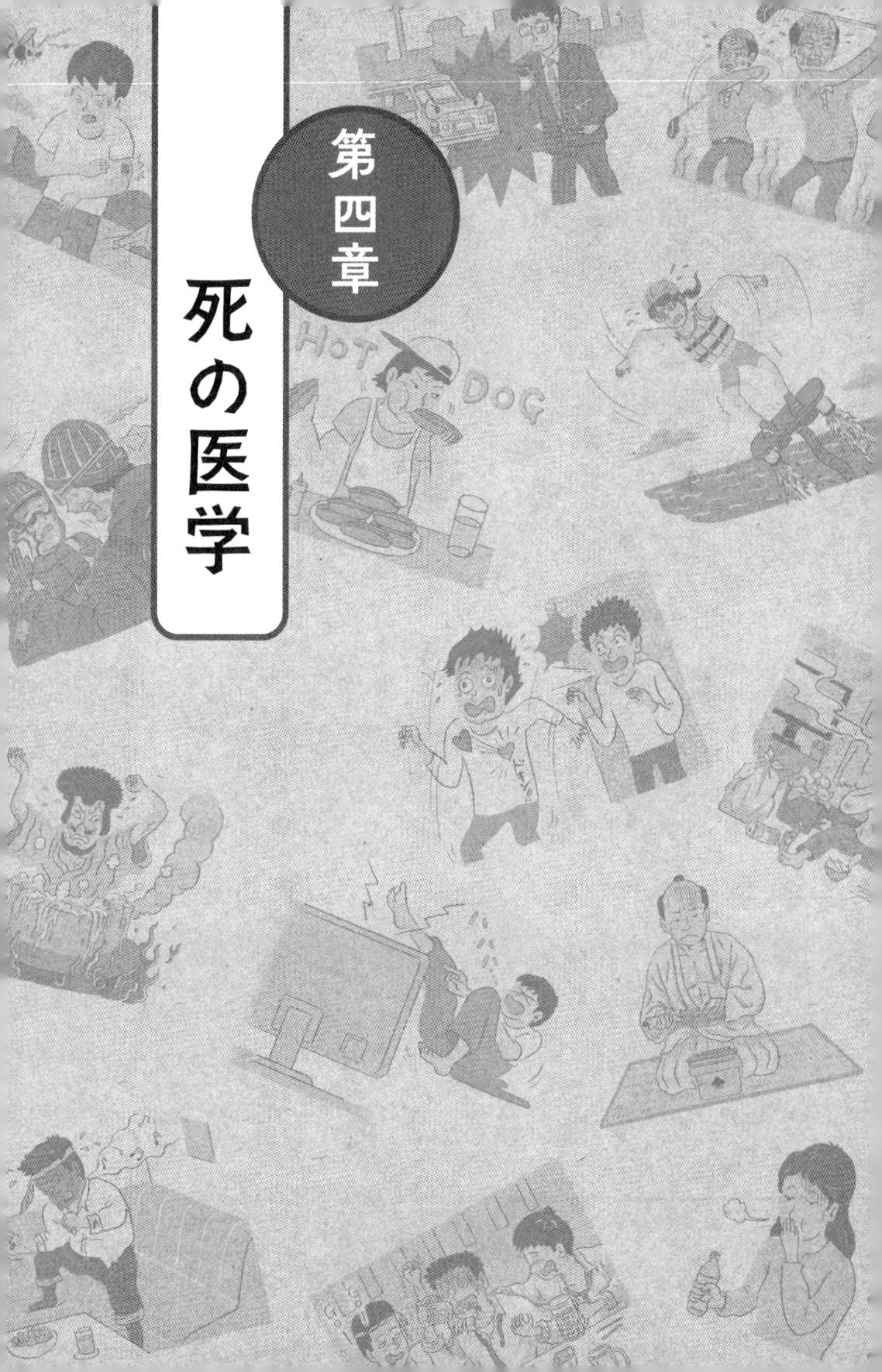

首つりの死因は窒息死ではない？
——気管が絞まるか、血管が絞まるか

一般的に首つりは、息ができずに窒息して死んでしまうものだと思っている人がほとんどだ。

だが、実際は気管が詰まる場合と、血管や頸部神経叢の圧迫による場合の二通りの死に方がある。それによって死に至るまでの時間も違う。

早く死んでしまうのは、血管が詰まったときだ。

まれに木の二股に分かれた部分で首をつる人がいるが、その場合だと気管は絞まらない。このときは、神経と頸動脈、頸静脈が圧迫されることによって、脳の血液循環不全が起こるのである。頸動脈、頸静脈が絞まると、呼吸はできるのだが、脳の血液循環が止まってしまい死んでしまう。

そのために、純粋には窒息死とはいわない。頸部圧迫による脳の血液循環障害、

あるいは脳の循環不全による酸欠死というのである。

しかし、気管を絞められて呼吸ができなくなり、そのため脳の血液循環に酸素が不足すれば窒息ということになる。

つまり、首が絞まればなんでも窒息というわけではないのだ。窒息というのは、正確には外呼吸を止めることをいうのである。あくまでも血管に関係なく、気道を閉塞させることを窒息という。

だから、広い意味では溺れることも窒息になる。水を飲んでしまうことにより呼吸ができなくなり酸欠状態に陥るからだ。

水に溺れて死ぬので、溺死という診断名がつけられるのだが、医学上は窒息の部類に入るのである。

ほかにも、嘔吐したものを気管に詰まらせれば吐瀉物吸引による窒息死、鼻と口を完全にふさいでしまえば鼻口閉塞による窒息死となり、先の首絞めで気管を絞められれば気管閉塞による窒息死という。

首つり自殺と絞殺の違い
――偽装工作は一〇〇％不可能

相手の首を絞めて殺しておきながら、それを首つり自殺したかのように偽装するのは、昔からよく行なわれてきた手段だ。一般の人だと、なんの疑いもなく見過ごしてしまうだろう。

しかし、首つりと絞殺は明らかな違いがあるので、専門的な知識のある者にはすぐに偽装を見破ることができる。

その違いは、たいてい首についたヒモの跡でわかる。首つりの場合、一瞬にして全体重が喉元の皮膚にかかるため、ヒモの跡は均等に、また耳の後ろから後頭部にかけて残る。

しかし、手で絞め殺した場合の扼殺《やくさつ》は、喉に指の爪跡が残っているものだ。そのため、その後、いくらヒモを巻きつけるなどの偽装工作をしても、爪跡は消えない。

また、ヒモで絞め殺した場合の絞殺も、索溝《さくこう》は頸部を水平に一周するわけだから、本当の首つりなら跡がつくはずのない首の後ろにまで、ヒモの跡がついてしまうことになる。

さらに、絞められた人は、その苦しさから逃れようとヒモの下に指を入れて緩めようとする。そうすると、自分の皮膚を自分の爪で引っかいてしまう防御創《ぼうぎよそう》が形成される。さらに指をヒモの下に入れることができると、その部分のヒモ跡が途切れて均等ではなくなってしまうというわけだ。

最も大きな違いは顔の鬱血だ。絞殺の場合、静脈は絞まるが、動脈はなかなか絞まらないで、徐々に首が絞まっていくために、顔の鬱血はひどい状態になる。ところが、首つりだと一瞬にして動静脈が絞まるため鬱血がないのだ。

鼻血の出方にも違いがある。首をつると鼻血やよだれが出て、さらには尿を漏らしてしまうことがある。血やよだれは垂直に垂れていく。しかし、絞め殺された場合は血を噴き出しながら暴れるため、口のまわりに飛び散っているのである。

これだけの違いがあるので、絞殺を首つり自殺に見せかけることは不可能である。

植物状態と脳死の違い
――どちらも会話はできないが……

人間の植物状態と脳死を、同じように思っている人が意外に多いようだ。

この違いを説明するために、まず脳の働きについて簡単に説明しておこう。

頭蓋骨の中には、大脳と小脳が入っている。小脳は人間のいろいろな筋肉の動きを調節して、身体の運動をスムーズで正確に行なったり、一定の姿勢を保持したりする中枢として働いているが、ここでは大脳について説明することにする。

大脳は、中脳・橋《きょう》・延髄からなる脳幹《のうかん》と、これらを除いた部分である終脳《しゅうのう》からできている。

終脳は、意識的に自分の体を動かしてコントロールする中枢神経である。しゃべったり、手足を動かしたりするのは、すべてここの働きで、動物神経系という。

一方、脳幹は自律神経を支配する中枢で植物神経系という。人間が、無意識に心臓を動かし、呼吸をし、消化吸収などをしているのは、この脳幹から命令が出ているからである。

したがって、人間が寝ているときに終脳は寝ているが、脳幹は生まれてから死ぬまで眠ることがない。

このように人間は、脳幹支配と終脳支配の二つの組み合わせで生きている。たとえば、拳銃で頭を撃たれて終脳だけを傷つけられたとしよう。撃たれた人は意識不明にはなるが、脳幹が無事なので血液循環、呼吸、消化吸収などは動き続けている。

食事なども、口は動かせなくてもチューブを使って流し込めば、胃が勝手に消化してくれる。排泄行為も垂れ流し状態ではあるが継続される。このような状態を植物状態というのである。

これに対して脳死は、病気などで脳幹に小さな出血があった場合に起きる。このとき、出血は止血剤を注射して食い止め、人工心肺器をセットする。脳幹からの命令が弱くなっているので、機械によって心臓を動かし呼吸をさせるのだ。

これを行なえば、たとえ脳幹の出血が大きくなっても、機械に反応しながら二、三週間は心肺が活動しているので、当然意識はないが、生き続けることができる。このような状態を脳死という。

脳死の場合、もちろん機械の電源を切れば、その時点で死んでしまう。

植物状態と脳死の違いをまとめると、終脳にダメージを受けている場合を植物状態といい、脳幹にダメージを受けて、生命維持のために人工心肺器をつけている場合を脳死というのである。

ともに意識はないので、見た目は同じように見えるが、解剖学的にはまったく違うものである。

ところで、漫画の『ゴルゴ13』の狙撃は、たいていが額への一発だ。それでターゲットは必ず即死する。確かに、脳幹を撃ち抜かれれば即死するだろうが、終脳だけを貫通したのなら植物状態ながらも、まだ生きている。

『ゴルゴ13』の場合は、ほとんどが遠距離狙撃で、眉間か額を水平に撃ち抜いていることが多い。しかし、そうなると終脳だけがやられていることになる。

脳幹の位置は眉間から下にある。だから、狙うとしたら、眉間から斜め下に向けて狙わなければならない。

映画などでよくあるロシアンルーレットの場面も、銃をこめかみに水平に当てていることが多いが、実際には銃口が水平だったり、上に向いたりしていると即死はしない。意識不明になるだけである。少し下に向ければ、間違いなく即死する。

急性アルコール中毒とは？
——飲める人も一気飲みは避けるべき

春の入学入社シーズンや、暮れの忘年会の時期になると、酒やビールを飲む機会が多くなり、決まって世間を騒がすのが急性アルコール中毒による事故である。患者の多くは、まだ自分の酒量の限界を知らない若者がほとんどだ。

飲めない人が、無理に飲むと倒れてしまうのは、誰もが知っている。しかし、飲める人でも無理な飲み方をすると倒れてしまう。

また、飲める人は、飲めない人の苦しさが理解できないために無理強いをする傾向にある。それゆえに悲劇が生じてしまうのだ。

そうならないためにも、なぜ急性アルコール中毒が起きるのかを理解しておく必要があるだろう。

まず、中毒になるメカニズムから説明しよう。人間の細胞の中には、ミトコンドリアという小器官がある。これは電子顕微鏡でないと見ることができず、普通の顕微鏡では原形質に核があるだけにしか見えない。ところが、電子顕微鏡で見ると、原形質の核の中にいろいろな小器官があるのがわかる。

そのミクロでしか見えない細胞が、人間同様、活動する器官を持っているのである。その中の一つに、先ほど述べたミトコンドリアというものがあって、それがアセトアルデヒド脱水素酵素という、いわゆるアルコール分解酵素を作り出している。

アセトアルデヒド脱水素酵素は遺伝性のもので、酵素の活性が強い人と弱い人に区別されてしまう。だから、遺伝的に活性が弱い人が酒を飲むと、アルコールが肝臓で分解されてアルデヒドという物質になるが、それ以上は分解されず、グルグル

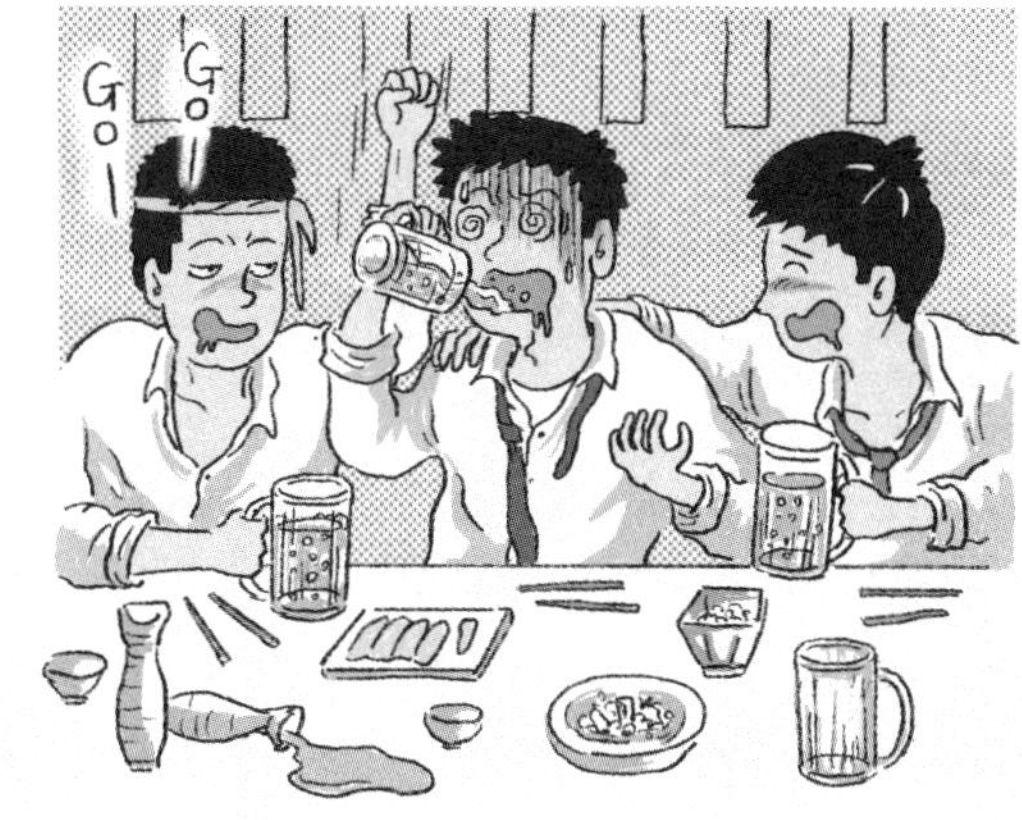

と血液の中を循環することになる。それが酒酔いの症状となって、顔が赤くなったり、心臓がドキドキしたりするのである。

さらに酔いが悪化すると、嘔吐するようになる。それは体が「アルコールはもうやめてくれ」と拒否しているのである。嘔吐しながらも、まだ飲み続ける人がいるが、この警告を無視することは自殺行為に等しい。

ましてや社会的な訓練のない入学したてで、初めて酒を口にするような新入大学生が、無理やり飲まされると危険なことになる可能性がある。

もともとミトコンドリアの活性が弱い人

ならば、心臓が止まってしまう場合もある。急性アルコール中毒の死因で一番多いのは心不全である。

心臓が止まらないまでも、うまく動かなくなって、アルコールの代謝がきちんとできなくなり、そのためアルコールそのものが体にストレートに作用することになる。ストレートに作用するというのは、血中にアルコール注射をするのと同じように作用する、ということだ。

だから、代謝できないアルコールが直接血液中に入ることになり、心臓は破裂しそうなくらい激しく動き、それがピークに達すると心停止してしまうのである。

一方、生まれつきアセトアルデヒド脱水素酵素の活性が強い人は、いくら酒を飲んでもそのような状態にならない。

アルコールを肝臓でアルデヒドに分解した後、さらに酢酸と水に分解してしまうからだ。だからアルデヒドが血中を回ることはない。

そのため、アルコールに酔わないので、舌触りのいい酒の味を美味しく飲むことができる。しかし、それが毎日続くようになると、今度は慢性アルコール中毒になり、肝硬変となって死ぬ危険性もある。

ところで、急性アルコール中毒は飲めない人がなるのであって、飲める人は慢性アルコール中毒だけを注意していればいいと思ってはいないだろうか？

ところが、そういう人でも一気に大量に飲んでしまうとそうもいかない。少量をゆっくり飲むぶんには、アルデヒドを酢酸と水に分解してくれるので問題はないが、一気に大量に飲んでしまうと体の細胞が全部に対応できなくなるのである。

そのため、アルデヒドが血中を回るようになり、やはり同じように急性アルコール中毒の症状を起こす危険性がある。だから、飲める人も油断はできない。

酒を美味しく、安心して飲むには、まず自分がどちらの体質なのかということを熟知し、そのうえで弱い人はコップ一杯で必ずやめ、強い人でもコップ三杯でやめて一気に飲まないようにすることだ。

子どもに酒は厳禁！

——遺伝を信じてはいけない

大人でもアルコールを一気飲みしたり大量に飲んだりすると体に変調を起こし、ときには、中毒症状を起こして死んでしまう人もいる。アルコールを受けつけない体質といわれる人は、それがもっと顕著に現れる。

では、子どもはどうだろうか？

アルコールに強い人は、子どもの頃から強かったのだろうか？

また、生まれたときから、その体質は決まっているのだろうか？

そもそもアルコールを分解するアセトアルデヒド脱水素酵素は、細胞の中にあるミトコンドリアがつくっている。そのため多くの場合、親からの遺伝で酵素の強さが決まっている。それでアルコールの強い人と弱い人の差ができるわけだ。

しかし、いくら酒に強い家系の血を引いていても、子どものうちは無理というもの。酒豪の父親が、子どもに酒を飲ませることがよくあるようだが、これは極めて危険なこととといわざるを得ない。

なぜなら、細胞そのものが発達しきっていない子どもでは、大人と同じようにアセトアルデヒド脱水素酵素をつくることができないからだ。

また、血中にアルコールが入ると、大人よりも子どものほうが脳に強い影響を受けてしまう。

アルコールの強い人は、自分が強いから、自分の子も強いだろうと決めつけて飲ませてしまう傾向がある。

だが、必ずしも自分と同じ遺伝子を持っているとは限らない。もしもアルコールを飲めない遺伝子を持った子だったら大変なことになる。

子どものうちから酒を飲ませるのは、どんな場合でも絶対やめるべきである。法律で二〇歳を過ぎなければ酒を飲んではいけないと定められているのも、理由はそこにあるのだ。

子どもに飲ませる薬の量は？
——内臓器の発達度が基準になる

薬の分量は、大人と子どもによって違っている。市販薬の場合、たとえば大人は三錠、子どもは一錠といった具合に。

とくに医者から薬を処方されるときは、年齢や病気の程度などが考慮され、子どもの場合などは必ず体重を聞かれる。それほど薬の用量というのはしっかり決められているのである。

ところが、多く飲ませれば、より早く効果があると思っている人はいないだろうか。子どもに倍飲ませれば、そのぶん治りが倍早くなるのではないかと。逆に慎重過ぎる人は、飲ませ過ぎると死んでしまうのではと思ってはいないだろうか。

一錠が二～三錠になったくらいでは、命に別状はない。ただ、症状を抑えるのが薬というもので、咳を止めたり、熱を冷ましたりするのだから、それを大量に飲ませ過ぎると、効き過ぎて心臓が止まり、呼吸が止まってしまうこともある。

また、最近の子どもは体格が向上していて、大人顔負けの小学生もいるほどだ。しかし、いくら体格が大人を超えていても、大人と同じような服用はできない。なぜなら、内臓機能は未発達だからである。

つまり薬の用量というのは、身長や体重だけでなく、内臓器の発達度が基準となっているのである。大人と子どもでは、薬の吸収や代謝など、体に及ぼす作用はまったく違う。体格が一人前であっても、薬を大人と同じ用量にするわけにはいかないのである。逆に、小学生並みの体格の大人が、子どもの用量ですますわけにもいかない。

ところで、服用し過ぎて危ないのが睡眠薬であることはよく知られている。一錠か、二錠飲むだけで眠れるわけだが、一〇〇錠も二〇〇錠も飲めば、眠り続けながら命を落とす。覚醒することなく、心不全を起こしてしまうのである。

心臓の薬も同様だ。発作を抑えるには微量でいいのだが、大量に飲むと抑え過ぎてしまい、本当に心臓の動きを抑えて止めてしまうことになる。

このように、薬は適量を飲むから効くのであって、適量以下だと効果はなく、大量に飲めば人間の生きる機能を麻痺させてしまうのである。

体格がいい、あるいは病状が重いからといって基準を無視した飲み方をしてはいけない。医者も決められたとおりに投与しなくては、逆の結果を招いてしまう。だからこそ子どもには、詳細に体重などを聞いて用量を決めたりしているのだ。

そういう危険と隣り合わせなのが、医学なのである。正しく使えば、人類に貢献するが、ひとたび間違えると命を落とす。ゆえに薬は決められた適量を服用し、あせらずじっくり治していくべきである。

睡眠薬はどれだけ飲むと危険か？
——飲み過ぎて助かるケースもある

先に、睡眠薬を大量に飲むと心不全を起こすと説明した。このとき、心臓よりも脳のほうに問題が起きるのではと思った人がいるのではないだろうか？

確かに脳もやられる。眠り続けることで、血液循環がうまくいかなくなる。それで、睡眠剤中毒のために末梢血管が拡張することになる。そして、肺やほかの臓器の毛細血管の血流が渋滞し、肺炎を起こしやすくなってしまう。

というのも、睡眠薬の飲み過ぎで寝ているときは、たいていガーガーとものすごいいびきをかいている。すると、末梢血管の拡張と肺の血液循環の悪さから肺が鬱《うっ》血《けつ》しているところに、いびきによって外からの菌を吸い込むことになり、結果として肺炎を起こしてしまうのである。

睡眠薬中毒というのはこのようなパターンで死ぬことが多い。

飲む量によって死に方も違う。普通五〇錠くらいなら死ぬことはないが、一〇〇錠も飲めば死ぬ。薬の種類によってもさまざまだが、致死量は一〇グラムといわれている。

多量に飲めば、そのぶんだけ早く効くし、死も早まるかもしれない。しかし、飲み過ぎると逆効果が起こることもある。

どういうことかというと、睡眠薬を多く飲むということは、同時に水も多量に飲まなければいけないことになる。するとお腹がパンパンに膨れ上がって水腹になってしまう。そして、意識不明状態で寝ている最中に嘔吐してしまい、睡眠薬がほとんど体外に出てしまうのだ。そうすれば、死ぬことはない。睡眠薬を多く飲み過ぎても、そういうことがあるのだ。

歯医者の麻酔で死ぬこともある
——麻酔は誰にでも効くわけではない

麻酔は、外科手術だけでなく、最近では歯の治療にも頻繁に使われる。歯の治療の場合は少量の局所麻酔なのだが、それでも人は死んでしまうことがある。実際、二〇〇二年に、歯科医院で幼児が死亡した事故が大々的に報道されていた。

死因は麻酔ショックによるものだった。たいていは呼吸困難を起こして死ぬことが多いのだが、ときには心臓がショックを受けて止まることもある。いろいろなパターンが考えられるので、一概にこれだとはいえない。

ただはっきりしているのは、麻酔ショックが一瞬のうちに、それらの反応を引き起こしてしまうということである。

子どもだと量的な問題で事故が起きることもあるが、前述の事故の場合は、適量だったと考えられる。では、なぜ死んでしまったのか？

体質的な問題が、そこにあったからだ。一般的に普通の人に麻酔をするとき、たとえば一ccの麻酔薬を注射すると、たいていの人には麻酔の効果がうまく作用し命に影響はない。しかし、それにまったく適応しない人も、たまにはいるのである。

医者はマニュアルどおりに麻酔を打つだけだ。それで九五％以上の人は正常に手術が行なえる。ところが、一～二％の人にはまったく対応できず、死の危険にさらされることがある。それを「異常体質」と医学上ではいっている。

医者はマニュアルどおりにやっただけなのに、麻酔注射を打ったら死んでしまった……。それで、「これは医療事故だ」といって裁判になるわけだが、この判断はとても難しい。

私は、医者に過失を負わせるのは無理だと思う。しかし、家族にしてみれば、

「注射をしたから死んだ」というのは事実なわけだから、「医者に過失がある」というのはしかたないだろう。だから、最後は和解というかたちを取るしかない。

では、事故を未然に防ぐにはどうすればいいのか？

それは、麻酔が効くか効かないかを調べるしかない。つまりテストを行なうのである。少量を注射して反応があるかどうかという、その薬に対する過敏性を調べるテストがあり、原則としてはそれをやることになっている。

ただ、実際にはアレルギー体質があるかないかをまず問診し、検査が必要だと判断された人にのみ、テストが実施される。

しかし、ひどい場合には、そのテストの注射を打っただけでショック死する人も、ごくまれにいる。先に述べたように、それを異常体質というのだが、こればかりはどうしようもない。

小児歯科治療時の死亡事例は、二〇一七年にも起こっている。

太った人のほうが長生きする？

――サバイバル状態になったときは……

孤島に取り残されるなど、サバイバル状態になったときは、肥満の人のほうがやせている人よりも長く生きていられるといわれる。

普通の生活をしているなかでは、肥満のほうが生活習慣病になりやすく、不健康のように思われている。それゆえに、意外に思う人が多いのではないだろうか？

これには根拠がある。肥満の人は、皮下脂肪が栄養源になるからだ。逆にやせている人はエネルギーを消費する皮下脂肪がないため、早く衰弱してしまうのである。

そもそも皮下脂肪というものは、食べ過ぎたものが蓄えられているわけで、言い換えれば余分な糖分が脂肪となって蓄えられていることになる。だから、空腹になれば、そちらを燃焼させればいいというわけだ。

つまり同条件でのサバイバル状態になったとき、理論的には太っている人のほうがやせている人より長生きできるということになる。

ついでながら、女性が男性よりも平均余命が長いのは、体質的なものもあると思うが、エネルギーの消費の違いが多少は関係していると思われる。

しかし、もともと女性は先天的に生命力が強い。種を保存する意味でそうなったのかもしれないが。

軽い交通事故で翌日死ぬ——二、三時間は症状が出ない

歩行中に軽く車にぶつけられたとしよう。地面か車に頭をぶつけたものの、ほかに外傷はない。頭に小さなコブがあるくらいで、出血しているわけでもないし、激しい頭痛があるわけでもない。

そのため、大したことがないだろうと思い、相手の連絡先も聞かず、病院にも行かずに帰宅する……。

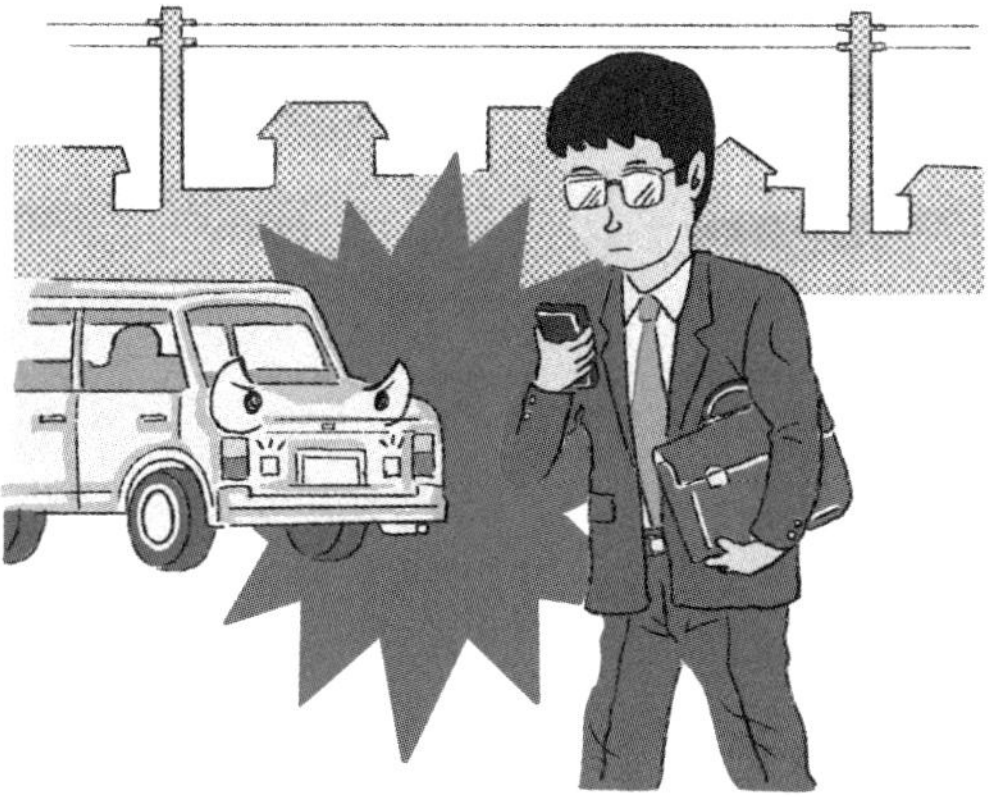

実はそれが危ないのだ。

外見上、頭にひどい外傷がなくても、ぶつけられたときに脳硬膜外血腫、もしくは脳硬膜下血腫ができている可能性がある。

血腫は五〇㏄溜まるまでに二、三時間かかるので、頭を打っても二、三時間は正常に動くことができる。しかし、頭蓋骨の下に血液が五〇㏄溜まると、そのぶん脳を圧迫することになり、出血すればしただけ腫れあがって、脳をますます圧迫することになる。

そうなると、ほろ酔い気分の状態……、つまり千鳥足になってくる。だからもし事故の直前に酒などを飲んでいれば、本人はもちろんのこと家族でさえ、〝酔っ払っている〟としか思わない。

そして、布団を敷いて寝かすわけだが、すぐに大きないびきをかきだしてしまう。一見すると寝つきがいいように見えるが、そのいびきは翌朝まで続き、朝起こそうにもなかなか目を覚まさない。あわてた家族が救急車を呼ぶ。

そのときにCTスキャンを撮ると、大きな血腫ができていることがわかる。七〇cc～八〇ccまで溜まると意識不明になり、七、八時間もたって一五〇ccも溜まってくると、このぶんだけ脳を圧迫して死んでしまうのだ。

軽い交通事故であっても、侮ってはいけない。このケースは割と多いのである。だから、事故の大きさや怪我の大小に関係なく、まずは病院で検査してもらうことが大切だ。必ずレントゲンを撮るようにしてほしい。

昔は医者も気づかないことが多く、コブができたくらいだと包帯を巻いてすぐに帰していたが、今は一晩入院させるようにしている。そして、医者の監督の下で患者をよく観察し、いびきをかいて寝だしたら、すぐさま頭を開けて、手術をするようにしている。急いで出血した箇所を止めて、血液を取り出せば助かるからだ。

また、頭にコブができていなくても油断はできない。亀裂骨折の場合もあるからだ。そのひびから血液が漏れてくることもあり、それも危ない。

あるいは、頭蓋骨の硬膜とくも膜の間には、橋状静脈という細い血管が何本も交差しているのだが、事故で倒れて脳震盪を起こすように、頭蓋骨の中で脳が揺れると、その血管が切れてしまう。すると知らないうちに、血液が頭蓋骨の硬膜の下に溜まってしまうのである。これも早めに血管を縫合すれば、死なずにすむ。

とにかく、小さな事故でも、必ず病院に行って調べてもらうことである。

点滴に泡が入ると死ぬ

——骨折によって血管に空気が入る!?

点滴ミスによる医療事故も多く発生している。薬物とはまったく関係ないものが混入すれば危険だということは、誰でもわかるだろう。では、空気はどうだろう?

たとえば、点滴ミスで米粒くらいの空気の泡が、二、三個血管の中に入ったとする。そうすると、咳をしただけで終わりだ。それは肺の血管を回るときに、肺が血液の中のガスを排気するからである。

そして、その空気の量が多くなればなるほど、血管の中を空気が回って脳の細い血管に詰まってしまう。つまり脳の血管に空気が詰まるということは、脳梗塞の状態を起こして死んでしまうということである。

空気を大量にいっきに入れた場合は、空気が心臓で空回りしてしまうので、一瞬のうちに心不全で死んでしまう。

ＣＴスキャンを撮れば、普通では見たことのない症状で、明らかに故意的な異常があることがわかる。ただの脳梗塞なら、くさび状に異常な影が見えるのだが、空気が入っていれば通常ではあり得ない状況になっているからだ。

点滴ミス以外にも、血管に空気が入り込むことがある。それは静脈が切れて、その断面が外の空気に触れたときだ。骨が皮膚を突き破るほど激しい骨折をしたり、車に轢《ひ》かれるなどして静脈がむき出しになったりしたときに、空気や脂肪を吸い込んでしまう。すると血管の中を空気や脂肪滴が循環して、脳で詰まってしまうのである。だから、骨折も場所によっては油断できない。

この空気の泡は、病気で自然発生するものではなく、体のどこかに傷があるか、もしくは外的な要因がなければ起こり得ない。

浣腸液の中身を間違えると死ぬ
——腸に吸収されやすいものは危険

浣腸液といえば、グリセリンが一般的だ。これを便秘の人が注入すると、便がスルスルと滑るように出てくる。これはグリセリンが油の一種だからだ。

そもそも便秘というのは、便が腸壁に張りついて出にくくなっているから、便のまわりと腸壁の間に油を入れれば、すんなり通過しやすくなる。

つまり油っぽいものが主体となるわけだが、水や牛乳でも効果はある。要は滑りやすいものを注入すればいいのだ。なかには石鹸水などを入れる場合もある。

しかし、基本的に油っぽいものは腸に吸収されないからいいのであって、逆に吸収されるようなものは危険である。

昔、町の開業医で、看護師が浣腸液と間違えてフェノールを注入し、患者を死なせてしまうという事件があった。そもそもフェノールというのは鎮痛剤なのだが、これは腸から吸収されやすいものだったため、大量に注入されたことで死んでしまったのである。患者が幼児だったために死亡してしまった、ということもあるが……。

消毒液なども危険だ。クレゾールなどを入れてしまうと、便が出る以前に腸粘膜が焼けただれてしまう。よって、くれぐれも変なものを入れないように。

腸に傷がついたら要注意
——急性腹膜炎の恐れあり

もしナイフで腹を刺された場合、傷が豆粒ほどの小ささだからといって放っておいてはいけない。あまり出血しないし、傷も収縮してくるから、「このくらいの傷は大したことないだろう」と思って放っておいたりすると、そのうち急性腹膜炎で死んでしまう。かの有名な力道山が、そのような死に方をした。

急性腹膜炎は、腸が傷つき、腹腔内に腸内容物がばら撒かれて炎症を起こすものである。とくに大腸の傷から大便が出てくるとやっかいだ。大便は大腸菌などのさまざまな菌で溢れている。食べ物のカスと水分だけでなく、たくさんの細菌が含まれているのだ。腸の中に入っているときはなんともないのだが、腸の外に飛び出すと細菌のために強い炎症を起こしてしまう。こうなると手術をしなければ、確実に死ぬ。

銃で人を撃つときは、「よくお腹を狙え」という。的が大きく、体の中心で、あまり動かないから弾が当たりやすいということもあるが、一発でも当たって腸に傷をつければ、致命傷を与えることになるからだ。

病院でも、腹を刺された患者が運び込まれると、腸が傷ついているかどうかをまず考えなければならないために、すぐに開腹して調べる。そして、漏れている箇所があれば、素早く縫合する。そうすれば、命は助かる。もしも小さな傷を見逃したまま腹を縫合すれば、四、五時間後には大便が体内で漏れてきてしまい、急性腹膜炎を起こす。それほど、体内で漏れる大便というのは怖いものなのだ。

ちなみに、胃潰瘍で胃袋に穴が開いても同じだ。胃内容物がそこからどんどん漏れ出て、たちまち腹膜炎を起こして死んでしまう。

院内感染の恐怖

――病院に行って死ぬ可能性もある

病院の中には、抗生物質に耐え抜いた菌が多くいる。というのも、病院は多くの抗生物質を使って患者の病気を治していくのだが、逆に抗生物質に強い菌が院内に棲みつくということにもなる。

そのような菌に人間が感染すると、いくら今まであった抗生物質を投与しても治らない。そのため抵抗力の弱い高齢者が入院すると、たちまち感染してしまい、治療の甲斐もなく死んでしまう。これを「院内感染」という。

たまたま運よく死なずに退院しても、持って帰ってきた菌を今度は一般家庭の中でばら撒くことになり、そこで生き抜いた菌がほかの者に感染してしまうという結果を招きかねない。

今、世界中がそういう傾向になりつつある。菌もどんどん進化して、今まであった薬に耐え抜くものが出てきた。新型コロナウイルスのように、人間に叩かれることで変異株へと形を変えながら……。

そういう時代になってきたということである。今まで考えられなかった生物的な反応というか、生物が生き抜くためにいろいろな変化が、世の中で起きている。そのため、体の弱い人は真っ先にやられてしまう。

病院で働いている人たちは、ずっとそこにいるので、一般の人よりも耐える力があるのかもしれない。しかし、抵抗力の弱った人は、病院に行くことにも十分注意したほうがいい。

インスリン注射の打ち過ぎはダメ
——決められた量だけを投与する

糖尿病に縁のない人でも、インスリンが患者の血糖値を下げるために必要不可欠なものであることは、知っているだろう。

ところが、インスリン投与量をもっと多くすれば、糖尿病は良くなるのではないかと勘違いしている人がいる。

もともとインスリンはそういう類の薬ではないため、適量でなければ死を招きかねない。

そもそも膵臓《すいぞう》から分泌されるインスリンは、血液の中に入っている血糖を、グリコーゲンというかたちで肝臓に貯蔵する役割を担っている。では、なぜその必要があるのか？

私たち人間は食事をとると、栄養分が小腸から血糖となって血管に吸収される。

その血糖をグリコーゲンとして肝臓に貯蔵するのが、インスリンの役割である。

しかし、全部を貯蔵してしまうと低血糖になってしまい動けなくなる。そのため貯蔵したグリコーゲンは、少しずつ小出しにして、血糖として使われる。グリコーゲンを小出しにするのがグルカゴンである。

貯蔵されたグリコーゲンが、血糖として全部消費されてしまうと空腹が起こる。それでまた食事をとると、血糖が栄養として吸収されていくのである。つまり、必要に応じて血糖を少しずつ貯蔵したり、出したりするわけだ。これがインスリンとグルカゴンの役割である。

たとえるならば、石油ストーブのタンクと同じともいえる。火を点けると、少しずつ燃えていき、燃え尽きれば、タンクの石油はなくなってしまう。それでまた補充をすると、燃え続ける。そういうタンクの役割をしているのが肝臓なのである。

糖尿病は、グリコーゲンを肝臓に貯蔵するために必要なインスリンが不足する病気である。そのため、貯蔵できない血糖がぐるぐると体中を回ってしまい、それが全部尿になって出て行ってしまう。尿を測ることで、血糖値がわかるのはこういうわけだ。

だから、いくら食べても栄養が血糖として尿から出て行ってしまうから、糖尿病の人は具合が悪くなるのであり、そのために不足分のインスリンを薬物療法として飲むなり注射をすることで、健常者と同様に血糖を肝臓へ貯蔵できるようになるのである。

ところが、それを血糖の数値が悪いからといって大量に注入すると、たちまち低血糖になり（インスリン・ショック）、意識不明に陥ってそのまま放置しておけば死んでしまう。決して規定量より多く投与してはいけない。

ちなみに、糖尿病の人で足を切断する人が多いのは、高血糖のために動脈硬化ができやすくなっていて、末梢の血管が多くある足に動脈硬化ができてしまい切断せざるを得なくなるのだ。

また失明する人がいるのも、同様の理由で網膜の血管が破れて眼底出血を起こし、徐々に視力が低下して失明するのである。合併症として白内障を併発することもある。

ただの風邪で人は死ぬのか

──怖いのはほかの病気の誘発

風邪は万病の元といわれている。舐めてかかってはいけないと、頭ではわかっていても実感が湧かない。たいていの人が一、二日で治り、鼻風邪程度なら、学校や会社を休むことがない。しかし、一歩間違えてこじらすことになれば、肺炎や気管支炎になってしまうこともある。

それだけではない。熱が出て食欲がなくなり体力が弱まってくることで、その人がもともと持っていた、隠れた病気を呼び込んで併発することもある。心臓が悪い人は心臓に、腎臓が悪い人は腎臓に、重大な病気を誘発してしまう原因ともなりうるのである。つまり、風邪によって直接死ぬというわけではなく、それが引き金となって死を招くことがあるというわけだ。

また、ほかの病気を風邪と勘違いして大病になることもある。たとえば、腎炎や肝炎の初期症状は風邪と似ている。それらの症状も最初は体がだるかったり、咳が出てきたりする。

そのため、ただの風邪と勝手に決めつけて放っておくと、症状がひどくなってから、腎炎や肝炎を発病していたことに気づくことになる。高をくくって病院に行かなかったことが取り返しのつかないことにもなり得るので、風邪の症状をバカにしてはいけないということだ。

私たちがいわゆる風邪といっているのは、薬を飲んで、ぐっすり寝ると治ってしまうような病気を指す。だから、症状が長引くようならば、ほかの病気を疑ってみるのがいい。

ちなみに、微熱があっても無理して働いているうちに風邪が治ってしまうことがある。スキー場で風邪を引いても、せっかく来たのだから、もったいないと無理に滑っているうちにいつの間にか治ってしまったというような……。

この場合は、いわゆる気力で治してしまったというかたちになるのだろうが、これはもともと大した菌ではなかったからだ。

弱い菌なら気力で治すこともできるだろう。しかし、強い菌だと無理だから決して無茶はしないことだ。やはり風邪を侮ってはならない。

なぜ余命何カ月だとわかる？
――データと経験のなせる技

末期がんの告知の際、家族に「余命何カ月です」と医師に教えられることがある。なぜ、人の命の限界が数字となってはっきりわかるのであろうか？

それはひとえに医師の経験に尽きる。患者の症状と過去の事例を見ることで、だいたいわかるのである。

初め胃がんだったのが、その後、肺に転移したとする。転移が始まったら、半年以内に死亡するというのが一般的には常識になっている。早い人だと三カ月だ。

転移せずに一箇所に留まっていれば、一年から二年は生きていられる。しかし、転移していることがわかれば、医師は「もうだめだ」という判断を下してしまう。

若さや体力などの個人差があるので、一概にはいえないが、一応スタンダードな基準というものがあるのだ。

ほかにも、がんだけでなく、菌の感染による敗血症も致命傷の病気なので、告知がされる。また、心臓発作を何回も繰り返している人は、動脈硬化が強く血管がボロボロになっているので、これも余命がわかる。

このようにいろいろな病気が、今までの結果からデータとなって残っており、そこから余命の推定ができるのである。

ゴルフ場で死者が多いのは？
——健康スポーツの意外な落とし穴

東京都監察医務院は二〇〇二年に、日本で起きた五三四件のスポーツ中の突然死について統計を発表した。その結果、一位がランニング、二位が水泳、三位に野球と続き、四位にはなんとゴルフが入っていたのである。

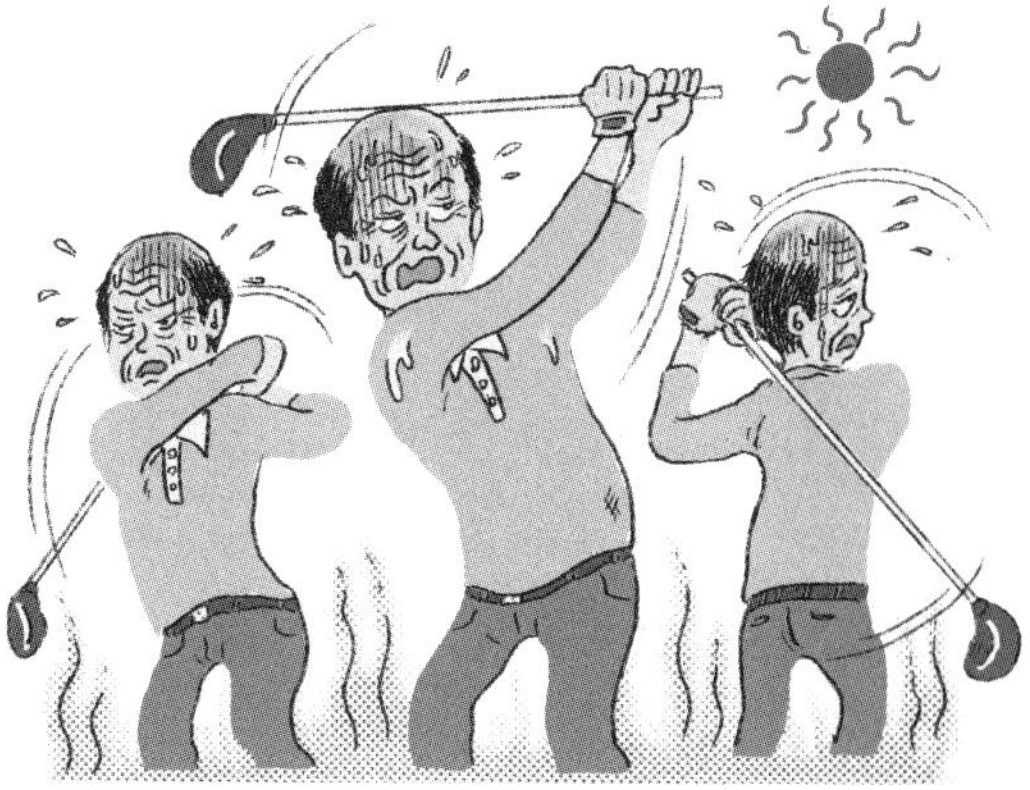

今日においても、〝約五日に一回〟のペースでゴルフ中での突然死が起こっているといわれている。

意外に思う人が多いかもしれない。死因は、心筋梗塞をはじめとする心臓血管系の疾患だ。

一般的に、ゴルフは激しい動きをすることがなく、むしろいい空気を吸いながらゆっくり歩くことが多いので、中高年向けの健康的なスポーツといわれている。それなのになぜなのか？

野球やサッカーなどに比べて、ゴルフのプレイヤーは年齢層が高く、なかにはかなりの高齢者もいる。

また会社役員などの重責にある人も多い。それらの人は、仕事がハードで運動不足、おまけに接待で毎日のように飲み食いをし、ストレスもかなり溜まっている。接待ゴルフの場合もあるだろう。そこに、ティーショットやパターなどでプレッシャーが加わり血圧も上がるだろう。まさに心筋梗塞を起こしやすい状況だ。

そのような人が、ハードなスケジュールの合間を縫ってのんびりゴルフをやろうと思っても無理な話だ。ふだんからやっているのならまだしも、何カ月かに一度で、しかも急に動くから心筋梗塞を起こしても不思議ではない。

ゴルフ場での死者が多いのは、ゴルフそのものが悪いのではなく、プレイヤーが問題を抱えているということだ。

食物アレルギーによるショック死
――凶器はどこに隠れているかわからない

日本人とそばの関係は、食生活において古来より深いつながりがある。しかし、以前から「そばアレルギー」という言葉をよく耳にするようになった。

一般的に知られている花粉症は、目のかゆみや鼻水が主である。また、ほかに知られているアレルギーには、牛乳を飲んだり、卵やイカなどを食べると、じんましんを起こすというのがあるが、それらは死に至るほど重大なものではない。

しかし、そばの場合は死に直結するから深刻だ。

そもそもアレルギー反応というのは、体の免疫システムが暴走し、もともと害のなかったものに対して異常な反応をしてしまうことをいう。

それはアレルゲンという原因となるものがつくられた最初の段階ではいいが、二回目以降にそれが体内に入ってきたときに激烈な反応を起こしてしまうのである。

なかでも、そばアレルギーが危険というのは、アレルギーの原因となるそばのタンパク質が腸から血管を通して全身に運ばれると、とたんに肥満細胞がいっせいに腫れるという反応を引き起こすからだ。それによって呼吸の出入り口に浮腫《ふしゅ》ができ、気管がふさがれることで、呼吸困難になり、死に至ってしまうことがあるのだ。

それゆえ、そばはアレルギー物質を含む食品としての表示が義務づけられている。

また、食べさえしなければ大丈夫なのかというとそうでもない。身近に置いてあるだけで死ぬ場合もある。実際に、韓国で次のような事例があった。

田舎に住む、そばアレルギーの男性が山で咲くそばの花を避けるために、しばらく町で暮らすことになった。

しかし、その男性は町のホテルに泊まった、その夜のうちに急死してしまったのである。

解剖してみたが死因はわからず、うっかりそばを含んだものを食べたという形跡もないことから、単なる心臓発作にしか見えなかった。ところが調べていくうちに、原因は意外なところにあった。

ホテルで男性が使っていた枕の中身が、そば殻だったのである。

症状がひどい場合は、こんなことでも死んでしまうのだ……。

同じような例では、鳥の毛にアレルギーのある人は羽毛布団が使えない。人の家に泊まりにいって羽毛布団を出されようものなら、鼻水が出たり咳き込んだりしてとたんに具合が悪くなる。場合によっては、そばアレルギー同様に、呼吸困難に陥るほどの重症になりかねない。

そうならないためにも、自分がどのようなアレルギーを持っているのかを熟知しておく必要がある。一回目は反応が出ないのでわからないが、二回目、三回目と反応が続けば嫌でもわかるだろう。

もし知らないでいると、大変なことになる。二回目のときに激しいアレルギーが起きてしまえばもう助からないこともあるのだ。「何かおかしい」と感じたら、すぐにやめるようにすればいい。そしてアレルギーの検査をして、次からは気をつけるようにするのである。

とにかく、我々の身近にどのようなアレルゲンがあるかわからない。常に自分の体の状態と、周囲のものには注意しておきたい。

異なる血液型が混ざるとどうなる？

——凝集が起こって死ぬ危険がある

医療ミスの一つに「輸血ミス」がある。当然、あってはならないミスなのだが、ごくまれに医療従事者の〝うっかり〟で起きてしまう。残念でならない。

では、いったいどうして異なる血液同士が混ざるとよくないのか、どうして死に至ることがあるのかを説明しよう。だが、その前に血液型とは何かを簡単にでも知っておく必要がある。

人間の体は異物が入ってくると、これに対抗するために抗体を作り出す。その素が抗原であり、それは血液の中の血球にも存在する。そのため異なる血液型の血液が入ってくると、血清の中に抗体ができて、血球を凝集《ぎょうしゅう》（凝り固まって集まること）してしまうのである。

そこで輸血の際に問題が起きないように、血液型をABO式とRh式に分類するようになったのだ。つまり血液型とは、血球の中に存在する抗原の種類によって区別される血液のタイプをいうのである。

抗原には、AとBの2種類がある。Aの抗原を持つ血液をA型、Bの抗原を持つ血液をB型、AとB両方の抗原を持つ血液をAB型と決めている。そして、どちらの抗原も持たない血液をO型と呼んでいる。

A型の血液にB型やAB型を輸血した場合と、B型の血液にA型やAB型を輸血した場合は、血液は凝集してしまう。一方、AB型の血液は両方の抗原を持っているため、O型を含めたどの血液を輸血されても大丈夫である。

抗原を持っていないO型の血液の場合は、凝集が起こらないので、一般的にどの血液型にも輸血ができるといわれている。

では、万が一異なる血液同士が混ざったらどうなるか？　少量の場合は溶血して、腎臓から尿と一緒に出て行くので命に別状はない。

しかし、大量に入れてしまうとそうもいかない。異型な血液が混ざり合うことで凝集が始まると、人間の体はその固まったものを溶かそうとする働きを起こす。凝集が多くなると、死ぬ危険に見舞われるからだ。しかし、溶けるのは固まったものだけではなく、血液そのものも溶かしてしまう。そのため赤血球がガス交換できなくなり、結局は死に至ってしまうというわけだ。

ちなみに、O型のOは〝抗原がない〟、すなわち「ゼロ」を意味している。したがって本来ならゼロ型でいいのだが、A型、B型に合わせて、O（オー）型と呼ぶようになったのである。

動脈と静脈、傷ついたときの違い
——動脈を切ると多量の血が噴出する

まず、血液の流れを簡単に説明しておこう。動脈は、心臓から全身の隅々に、酸素と栄養を含んだ血液を運んでいく。また、静脈は、二酸化炭素などの老廃物を吸収した血液を、全身の隅々から心臓に戻していく。

動脈を切ってしまうと、心臓から力強く送り出している血管なので、真っ赤な血液がものすごい勢いで噴出する。最高で二、三メートル噴き上がることもある。

細い血管でも脈打つように噴出し、これが太い血管になると瞬間的に多量の血液を失うことになり、命の危険にさらされる。そのまま体内の血液が、三分の一以上流出すれば、確実に出血死する。

人間の血液量は、成人で体重の一三分の一～一四分の一ほどあるが、急激に三〇％以上の血液（一リットル以上）を失うと死亡する可能性は高い。

一方、静脈を切った場合は、赤黒い血液が湧き出すように出てくる。しかし、〇・二～〇・三リットルほど出血すると、あとは自然に止まってしまうので、出血死するということは少ない。

その代わり、傷口が開き、切れた静脈の断面が開放されていると、空気が吸引されてしまう。すると、空気が血管の中を循環して、脳の細い血管に詰まり空気塞栓《そくせん》（脳梗塞と同じ状態）を起こす。すぐに傷口を抑えたり、包帯を巻いたりすれば問題はない。空気は入らないし、しばらくすれば傷も治るからだ。

しかし、そのまま放置しておけば、空気塞栓で死んでしまう。リストカットではまれなことだが、車に轢かれて骨折し、静脈がむき出しになったときなどは、空気を吸い込む可能性が高いし、組織中の脂肪を吸引して、脳塞栓を起こすこともある。また、八三ページで前述したように水が入っても危ない。たとえば風呂場などでカットした場合は空気だけではなく、水までも吸い込んでしまう。そのときの水の量が多いと血液が薄まり、赤血球が溶けるという溶血状態に陥って死ぬこともある。動脈を切ったときも、静脈を切ったときも、これらのことを覚えておいて、適切な処置をしなくてはならない。

即死のときに血は噴き出す?
――死後に切断しても血は出ない

生きたままの状態で腕を切断すると、動脈から血液が噴出する。これは心臓がポンプの役割を果たして血液を送り出しているからだというのは、前に述べたとおり。しかし、死後に腕などを切断しても、血液が噴出することはない。心臓が止まると、ポンプが止まってしまうわけだから、なんの圧力もかからないからである。

血管が切れても、その血管内の血液が出てくるくらいだ。太い血管などは中に溜まっている血液の量が多いので、ドロドロと流れ出てくるが、そこから体中の血液が全部流れ続けるわけではない。

では、電車の飛び込みなどによる轢死《れきし》の場合はどうだろうか？　はねられたと同時に切断された箇所から血液が噴出するのか？　答えはノーだ。

電車にはねられた瞬間に、心臓が止まってしまうので、血液の噴出はない。生きているときにはねられたので、大量に血液を噴出するように思えるが、はねられたと同時に心臓はショックを起こして止まり、すでに心臓はポンプの役割を果たしていないからである。

それならば、瀕死の重態でわずかながら心臓が動いている場合はどうか？　このときの心臓の動きは心室細動といって痙攣しているだけの状態なので、やはり噴出することはないのである。

最初に示された安楽死許容の六条件
――安楽死について考える①

医療人の起こす事件として、安楽死の問題がある。記憶に新しいところでは、二〇一九年に京都で起きた、難病の筋萎縮性側索硬化症（ＡＬＳ）の女性患者に対する安楽死事件がある。

また、二〇〇〇年にも女医による安楽死事件が神奈川県川崎市で起こった。この女医は、病院にも患者にも大変評判がよかったと聞いている。

では、そのような医療人が、なぜ大問題となることがわかっている事件の当事者になってしまったのだろうか？

それに答えるためには、過去にあった同様の安楽死の事件を掘り下げながら考えてみる必要がある。

日本で、一番最初に物議をかもした安楽死事件をご存じだろうか？

一九六一年に、愛知県の農村で起きた「山内事件」といわれるものだ。病気で苦しむ父親を見かねた息子が、農薬入りの牛乳を飲ませて殺してしまったのである。医者が直接、かかわった事件ではない。実際には、昔から一般家庭ではよくあった事件だといえるだろう。

しかし、この事件が話題になったのは、「安楽死許容の六条件」という見解が、裁判で初めて示された事件だったからだ。

この六条件とは、「医学的に不治の病で死期が近づいている」「患者の苦痛が甚だしく見るに忍びない」「患者の死苦の緩和が目的である」「本人の真摯な嘱託または承諾が必要である」「医師の手によることが原則」「その方法が倫理的にも妥当かつ許容し得るものである」……というものであった。

私は、この六条件を聞いたとき、非常に大きな不満を持った。とくに「医師の手によることが原則」という項目についてである。

当時はまだ、医者になりたてだったので声に出して言わなかったが、なぜ法律家が医者の許可も得ないで、「医師の手によること」と決めたのか。

私たちは医者になる前に、医学部で「一分一秒でも命をサポートするのが医学である」と学んできた。「死を与える」という医学は習っていない。

それなのに、安楽死を持ち出してきて、「医師の手によること」などと、医者に殺人を許可するような判断をしている。果たして、そのことに対して、すべての医者の了解を得たのだろうか。

医者から見れば、誠に迷惑な話だ。この六条件のために、医療の現場に安楽死が持ち込まれてしまったのだから……。

安楽死は、前出の「山内事件」のように、それまでは一般家庭の中で行なわれていた。家族がこんなに苦しんでいるのなら、殺してあげたほうがいい、と身内の手で行なわれた。

しかし、この六条件ができたために、医者にお願いすることになってしまったのである。私はそれが許せなかった。まるで責任転嫁みたいなものだ。

医者の倫理を無視して決めた六条件に、私は怒りを覚えたのである。そして、ついにあの事件が起きてしまった。

一九九一年、神奈川県で起きた「東海大学安楽死事件」である。東海大学医学部付属病院に勤務していた医者が、末期がんの患者に頼まれて、塩化カリウムを注射して死亡させたのだ。これは、医師の手による初めての安楽死事件だったために、その社会的衝撃は相当なものだった。

本当にショッキングな事件であった。しかし、これで法律家も気づいたのであろう。六条件のうち、「医師の手によることが原則」「その方法が倫理的にも妥当かつ許容し得るものである」の二つがカットされ、四条件に変更されたのである。

コミュニケーション不足が招いた不幸
――安楽死について考える②

医者がかかわる安楽死事件は、その後一九九六年に、京都で起きた。「京北病院事件」である。院長が末期がんの患者に、筋弛緩剤を投与して死亡させたのである。

そして、同じ筋弛緩剤を使用した「川崎協同病院安楽死事件」が、二〇〇〇年に神奈川県で起きた。気管支喘息から意識不明になった患者に対して、主治医の女医が筋弛緩剤を投与したのである。

この事件は女医の「楽にしてあげましょう」という発言について、遺族側と解釈の違いが生じて問題となってしまった。

「東海大学安楽死事件」にしても、医者が「お願いされたからやった」と言っているのに対し、裁判が始まると遺族は「お願いした覚えはない」と言っている。なぜそのように意見が食い違ってしまったのか、途中でどのような問題が発生したのか、詳しい事情はわからない。

川崎協同病院の事件も、どういう状況だったのか、その真相はわからないが、あくまでも個人的に、医者が独自で安楽死を行なったとは思えないのである。

家族に頼まれたから、「じゃあ、楽にしてあげましょう」ということになったのではないだろうか？　ただ、その「楽にしてあげましょう」という言葉の解釈に誤解があったのかもしれない。

医者は、「もう治らないんだから、安楽死させて楽にしてあげよう」という意味で言ったのに、家族は「もっと楽な治療のしかたにしてくれる」というように受け取ったのであろう。そのあたりのコミュニケーションが取れていなかったために、お互いのコンセンサスに食い違いが出たのである。

人の死に関することは、軽々しく口にすることができない。しかし、それがかえって遠回しに言ったり、遠慮しながら言ったりするために、話の本質が伝わらないことがある。

どうしても〝安楽死〟という言葉は、医者も家族も言いにくいからだ。それゆえに誤解が生じてしまったのが、この事件の発端だったといえる。

ところで、問題の中心人物となっている女医は、その事件に対して家族に責任を押しつけたり、保身のために言い訳をしたりなどの見苦しい態度を取らなかった。

この女医はもともと周囲からの評判が良くて、一生懸命やっていたという。この女医に限らず、責任感があって、一生懸命やる真面目な医者ほど、こうした事件に巻き込まれてしまうものなのである。いい加減な性格の医者だったら巻き込まれはしない。「責任を取らされるのが嫌だから」と言ってやらなければいいのだから。

親身になって、なんとかしてあげたい、と考える真面目な医者ほど、こういう事件に引き込まれてしまう。女医は、亡くなった患者の主治医を長くやっていて、もう助からないとわかっていたので、楽にしてあげたいと思ったのではないだろうか。

しかし、私がもしその医者の立場だったとしても、やはり安楽死という手段は選ばなかっただろう。

結論を出しがたい安楽死問題
——安楽死について考える③

韓国には、医者による安楽死は存在しないという。それはこうした理由があるからである。

旅行先で死ぬことを客死《かくし》というが、韓国では客死にまつわるこんな話がある。

昔、ある人が旅行先で死んでしまった。地元の人たちは、その人を不憫《ふびん》に思い、遺体を引き取って葬式を出してあげた。

ところが、その人は天然痘にかかって亡くなっていたので、葬式に来た村人全員を感染させてしまったのである。そのため、村は全滅してしまった。

それ以来、韓国では客死を嫌っている。旅先で死んでも、必ず地元に運んで葬式をし、死んだ場所ではできるだけ葬式を行なわないようにしている。

それと同じ意味で、病院で「あと一週間しか持ちませんよ」などと言われると、体につけている装置をすべて外して帰宅させるという。病院で死んでも客死になるからだ。そのため、家族が自宅に引き取って看取ることになる。客死でなければ、盛大にお葬式が出せるからである。

それで韓国には、安楽死が存在しないというわけだ。確かに、病院で死ぬ前に患者を引き取ってもらえれば、医者がわざわざ自分の手を汚す必要はない。それが果たしていいことなのか悪いことなのかは、なんともいえないところだ。

日本は意識不明になると、ずっと延命術で生かし続けている。ただ、それが長すぎると今度は尊厳死の問題が出てくる。意識不明で寝続けることが、本当にその人のことを考えてしているのかという問題だ。「もう意識を取り戻さないのだから、尊厳を持たせて、死なせてあげたほうがいいのではないか？」

そういう考え方もあると思う。しかし、こればかりは安易なディスカッションでは結論が出ないだろう。ケースバイケースということもあるからだ。

どちらにしても、医者の立場からすれば、家族からそんな話を持ち込まれたくない。最初に述べたように、医者の本来の使命は一分一秒でも命をサポートすることであるからだ。

しかし、今の時代はあまりにも長生きさせるものだから、「死の医学」というのが言い出されている。あまり活発にディスカッションされてはいないが、「死の医学」なるものを考える時代になっているのである。恐ろしいといえば恐ろしいことだ。

本人も家族もかわいそうだからといって、安楽死させてやるのが人間的なのか、頼まれても医の倫理を守って断るのが医者なのか、これはとても難しい問題だ。

人間の体で一番必要なものは？
——人間は一隻の船である

人間の体の中で、大事な器官を三つ挙げろといわれたら、なんと答えるだろうか？　まず脳と心臓は、誰でも答えられるだろうと思う。では、もう一つは何か？

それは肺である。「脳・心・肺」を三大重要器官といっている。

肺に異常を起こして、五分間呼吸できなければ、酸素交換ができなくなる。すると血液の流れがよどみ、酸素が欠乏してきて、脳の機能もだめになってしまう。

脳・心・肺は、まるでグー・チョキ・パーの関係のように関連し合っている。

体がどんなにボロボロに傷んで寝たきりになっても、その三つがあれば人間は最低限生きていける。

しかしながら、基本的に人間の体の中で不必要なものはない。たとえば、腎臓がなければ、血液はおしっこだらけになってしまうのと同じだからだ。

ある意味、人間の体は一隻の船にたとえられる。重油がなければ動かない。あっても燃やさなければエンジンは回らない。回ってもスクリューがなければ進まない。進んでも船底に穴が開いていれば沈んでしまう……というように、船はそのものすべてが重要であり、どれがいらないということはない。それと同じだ。

それでも、どれが一番大事かということになると、やはり脳になる。腎臓はなくても、人工的なものをつければ生きていられる。心臓も移植という方法がある。

しかし、脳は人工物での代替ができないし、移植も不可能だ。そして何よりも脳の神経細胞には再生能力がない。ほかの細胞はすべて再生能力があるので、怪我をしてもすぐ治る。皮がむけても新しいものがおおってくれる。髪を切っても伸びてくる。

ところが、神経細胞は一回壊れると壊れっぱなしで補充がきかない。だからこそ、脳全部を骨でガードしているのだ。そういった意味でも、脳神経系は重要だというのがよくわかる。

脳は人間が生きていくうえで、肉体をつかさどる欠かせない器官であるが、それだけでなく、何よりも精神面をつかさどる作用がある。健康は決して肉体面だけのものではない。心と精神と肉体が快適であって、初めて本当の健康といえるのである。病んだ精神には、真の意味で健康は宿らない。

そうした意味でも、脳は人間の体の中で一番大事な器官だといえるであろう。

本書は、インデックス・コミュニケーションズより刊行された『ヒトは、こんなことで死んでしまうのか』を、文庫収録にあたり改題したものです。

知的生きかた文庫

人《ひと》は、こんなことで死《し》んでしまうのか！

著　者　上野正彦（うえの・まさひこ）
発行者　押鐘太陽
発行所　株式会社三笠書房
〒102-0072　東京都千代田区飯田橋3-3-1
https://www.mikasashobo.co.jp
印　刷　誠宏印刷
製　本　若林製本工場

ISBN978-4-8379-8856-4 C0130

本書へのご意見やご感想、お問い合わせは、QR コード、
または下記 URL より弊社公式ウェブサイトまでお寄せください。
https://www.mikasashobo.co.jp/c/inquiry/index.html

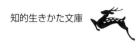

知的生きかた文庫

小さなことの積み重ね

髙橋幸枝

103歳の精神科医が実践した「元気に長生き」の秘訣。できることを一生懸命にやり、ひたむきに、丁寧に時間を重ねる。幸せな人生を送るヒントが満載！

仕事も人間関係もうまくいく放っておく力

枡野俊明

いちいち気にしない。反応しない。関わらない――。わずらわしいことを最小限に抑えて、人生をより楽しく、快適に、健やかに生きるための、99のヒント。

心配事の9割は起こらない

枡野俊明

余計な悩みを抱えないように、他人の価値観に振り回されないように、無駄なものをそぎ落として、限りなくシンプルに生きる――禅が教えてくれる、48のこと。

悩まない生き方

矢作直樹

視点を変える。足るを知る。それだけで人生は輝く――。救急医療の現場で命と向き合ってきた医師が語る、悩みと上手に付き合いながら、今を楽しみ悔いなく生き切る秘訣。

気にしない練習

名取芳彦

「気にしない人」になるには、ちょっとした練習が必要。仏教的な視点から、うつうつ、イライラ、クヨクヨを〝放念する〟心のトレーニング法を紹介します。

C50480